モヤモヤ解消！
栄養療法にもっと強くなる

病状に合わせて効果的に続けるためのおいしい話

清水健一郎／著
（栃木県済生会宇都宮病院 NST 委員会委員長）

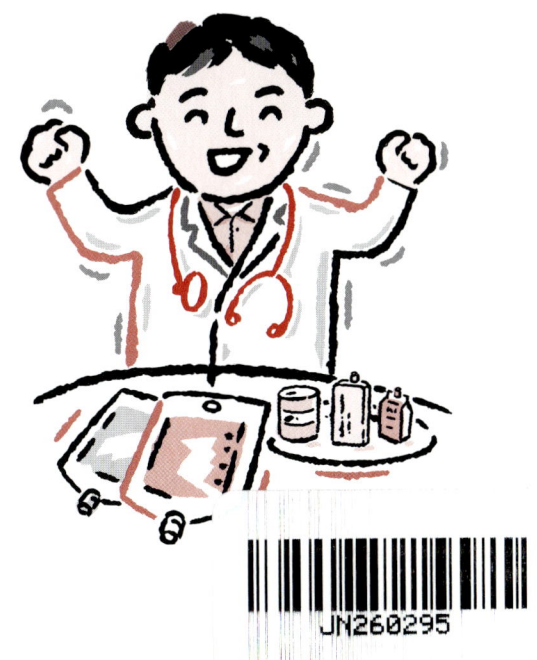

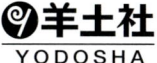

謹告

　本書に記載されている診断法・治療法に関しては，発行時点における最新の情報に基づき，正確を期するよう，著者ならびに出版社はそれぞれ最善の努力を払っております．しかし，医学，医療の進歩により，記載された内容が正確かつ完全ではなくなる場合もございます．

　したがって，実際の診断法・治療法で，熟知していない，あるいは汎用されていない新薬をはじめとする医薬品の使用，検査の実施および判読にあたっては，まず医薬品添付文書や機器および試薬の説明書で確認され，また診療技術に関しては十分考慮されたうえで，常に細心の注意を払われるようお願いいたします．

　本書記載の診断法・治療法・医薬品・検査法・疾患への適応などが，その後の医学研究ならびに医療の進歩により本書発行後に変更された場合，その診断法・治療法・医薬品・検査法・疾患への適応などによる不測の事故に対して，著者ならびに出版社はその責を負いかねますのでご了承ください．

はじめに

　前著『治療に活かす！栄養療法はじめの一歩』は，慌ただしい臨床の現場で即戦力となるような栄養療法の知識や知恵をまとめたものであった．医療現場では，目の前の患者さんを早く治すために栄養の知識を毎日必要としているのにもかかわらず，ほとんどの医療従事者は，学生時代を通して，また社会人になってからも，栄養療法の体系的な学習に取り組む機会があまりない．私自身そのような状況に悩み苦しみながら仕事をしていたことが，前著をまとめようと決意する動機付けとなった．

　現在では，主に研修医やNST委員会の新メンバーに対して，前著を栄養療法の入門書として使ってもらうように勧めている．しかし，前著に入門書以上の役割を持たせるのは難しい．前著を使って栄養療法を学んだ研修医が，実際の現場に出て栄養療法を施行しようとするとき，現実を見て立ちすくんでしまうことがある．臨床の現場で実際の治療として堪えられる栄養療法を行うには，もっと深い知識や知恵が必要だと感じるからである．

　そういった現実に直面して，栄養療法を深く追求した本を読もうとすると，生物学，生化学，生理学などの基礎医学の情報が散りばめられている文章を目の当たりにし，今度は本の内容自体を理解するのが大変なのだと気付かされる．

　つまり，栄養療法は実践するのも，深く学ぶのも非常に困難なのだ．このような状況を打開するためにはどうしたらいいか，と考えるようになった．

　本書は，「どうして病院の栄養療法は難しいのか」という問いに答えることを中心的なテーマとしている．多くの時間を費やして栄養療法の勉強をして経験を積んだとしても，おそらく得体の知れない難しさがずっとまとわりつき続けることだろう．難しく感じるのはそれなりの理由がある．それをひとつひとつ分析して，できる限りわかりやすい形で提示した．実際の患者さんに向き合い，効果的な栄養療法を行うために必要な知識や知

恵,そして,栄養療法に詳しい本や論文を深く理解するのに必要な情報を本書ではまとめた.

前著とは異なり,生物学,生化学,生理学,免疫学などの基礎医学の領域として学ぶ知識も多く記載した.広範で複雑な基礎医学を学び理解するのは困難を極めるが,効果的な栄養療法を行うにはこの領域を無視することはできない.しかし,あくまで栄養療法を実践するために必要な基礎医学の知識を盛り込んだ.やはり実践を前提とした情報でなければ本書の価値はない.

本書を書くにあたって,医学部を卒業して以来,9年ぶりに基礎医学の教科書を改めて買い揃えて学習し直した.ある程度の臨床の体験を積んだ今の視点で基礎医学を学習してみると,栄養療法を行うために有用な情報であふれていることに気が付くことができた.忙しい臨床の現場に従事する医療従事者に基礎医学のなかにひっそりと佇んでいる有益な情報を紹介していくことも本書の目的の1つである.

最後に,本書はNST委員会がチーム医療として栄養療法を行うためではなく,一個人の医療従事者が栄養療法を深く理解し,実践するための手助けとして書いた.栄養療法に深い洞察と経験を蓄積した医療従事者が増えることでしか日本の栄養療法の質の向上は望めない.やはり各個人のレベルアップが何より重要である.

本書により,ひとりでも多くの方が栄養療法のさらなる深みを感じ取り,毎日の試行錯誤の糧となるのであれば幸いである.

2014年2月

清水健一郎

モヤモヤ解消！栄養療法にもっと強くなる

病状に合わせて効果的に続けるためのおいしい話

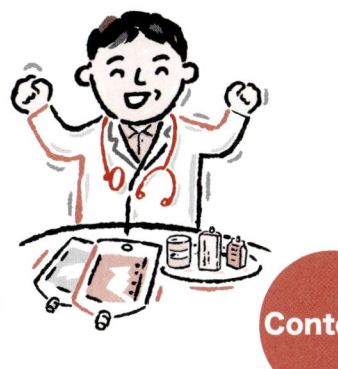

Contents

はじめに 3

第1章　入院した人を目の前にして何を考えるか

1．栄養療法とは何か 10
2．身長と体重を把握する 14
3．炎症が栄養状態を悪くする!? 19
4．栄養と入院時の診断名との関係 24
5．悪液質を理解する 28
6．侵襲を理解する 34
● 章末問題 42

第2章　飢餓と栄養療法

1．ヒトはなぜ食べるのか 47
2．食べないとどうなりますか 〜空腹と飢餓〜 56
3．カラダが血糖値を保つ仕組み 63
4．病院における低栄養の解決が難しい理由 73
● 章末問題 82

第3章　ストレスと栄養状態

1. ストレス反応を理解する ……………………………………… 87
2. ホルモンと代謝のまとめ ……………………………………… 98
3. ICU衰弱という概念 …………………………………………… 105
- 章末問題 …………………………………………………………… 110

第4章　栄養療法が患者さんの負担になるとき

1. 栄養ストレスという考え方 …………………………………… 114
2. 臓器不全には要注意 …………………………………………… 126
- 章末問題 …………………………………………………………… 137

第5章　栄養療法がうまく行っているか評価する

1. 血液・尿検査の見かた，考え方 ……………………………… 142
2. 体組成の変化を評価する ……………………………………… 156
3. 投与経路の見直し方 …………………………………………… 165
- 章末問題 …………………………………………………………… 176

第6章　栄養療法の実践 ～育てた栄養アタマを活かす！

1. 食欲不振と体重減少をみたらどうするか …………………… 180
2. 高血糖への対応 ………………………………………………… 190
3. 栄養療法は運動とセット!? ～カラダを動かすことの大切さ～ ……… 203
4. 退院後の栄養について考える ………………………………… 209
- 章末問題 …………………………………………………………… 218

Contents

番外編

栄養療法のための生化学 ……………………………………………… 222

● 付 録　自分の栄養療法をパワーアップするための
　　　　　参考文献たち ………………………………………………… 236

● 索 引 ……………………………………………………………………… 244

Column

1. この50年間で39億部売れている聖書 ……………………………………… 46
2. 打ちやすいボールを投げてくれない現実の患者さんたち ……………… 86
3. あまりに難解な栄養療法の成書，論文たち ……………………………… 141
4. ヒトのカラダの仕組みが文章で説明しにくい3つの理由 ……………… 179
5. 改めて考えるべき問い …………………………………………………… 243

● 本書の登場人物

レジデント：以前は研修医として栄養療法の実践に悪戦苦闘していたが，今では卒後5年目となり，レジデントとして活躍している．栄養療法に関する経験が増えてきたものの，うまく行かないことが多く，伸び悩んでいる．

しみず：10年目の内科医．専門は糖尿病．病院の栄養療法がなぜうまくいかないのか，色々な角度から分析を進めている．改めて基礎医学を勉強することで，栄養療法を行うためのヒントを得ようとしている．

モヤモヤ解消!
栄養療法にもっと強くなる

病状に合わせて効果的に続けるためのおいしい話

第1章 入院した人を目の前にして何を考えるか

1. 栄養療法とは何か

「この前，研修医に聞かれたのですが，栄養療法とは何をすることなんでしょうね」

「ずいぶん根本的な質問がきたね」

レジ 「その研修医は"経腸栄養や中心静脈栄養を行うこと"，といっていました」

しみず 「確かにその通りだけど，それだけではないでしょう」

レジ 「はい．でも，栄養療法に詳しくない人にとって，経腸栄養や中心静脈栄養をやるときだけ栄養療法モードに入るというのは，現実としてあると思うんですよ」

しみず 「栄養療法は身近すぎてわかりにくいところがあるからね」

レジ 「だから，悩んでいて．栄養療法って何をすることなんでしょうね」

しみず 「そういう根本的な問いを深く考えることは大事なことだよ．色々と考えてみようか」

❶ 栄養療法とは何をすることなのだろう

　よく聞かれる質問に，「栄養療法は，どんなときに，どんなことをすることなのですか？」というものがある．

　栄養サポートチーム（NST：nutrition support team）に初めて参加したメンバーもこのことで悩む．どんなときに，どんなことをするのが，栄養療法というのだろうか．今回はこのことを考えていきたい．

　本書は栄養サポートチームの活動を紹介するものではなく，**1人の医療従事者として，入院している1人の患者さんを担当したときに，栄養療法を実際にどのように行っていくかを具体的に示していくものである．**

　昨今，NSTは大抵の医療機関に設置され，栄養療法を行う専門的な組織として認知されている．しかし，栄養療法というと，漠然としてどのよ

うな活動を指すのかわからない医療従事者がまだまだ多い．NSTに所属している医療従事者でもそのように感じている人が多いし，NSTに所属していない人はもっと強く感じているだろう．それは，学校教育で栄養療法についての学習があまり行われていない現状が背景にある．

まず，栄養療法の行動目標を明らかにしたい．そうしなければ，何を学んで何を実行すればいいのか，なかなかみえてこない．

❷ 栄養療法の内容はシンプルである

栄養療法を行うには何を決めればいいか．それを示したのが表1である．改めて並べてみると，栄養療法とはそれほど複雑なことではない．まず**栄養の投与経路を選択し，エネルギー量と各栄養素量を決めて，それを実行すればいい**．たとえば，入院してきた人に適切な食事のオーダーを出す．食欲不振が続く人に補液を行う．禁食の指示を出す．塩分制限を行う．これらも栄養療法の範疇に入ると私は考えている．

栄養療法というと，どうも経腸栄養や中心静脈栄養など特別な栄養療法をイメージしてしまう人が多いようだ．経腸栄養や中心静脈栄養はあくまで必要だから行うのであって，必要がなければ行わない方がいい．経鼻チューブ法にせよ，胃瘻にせよ，中心静脈栄養にせよ，施行するのは煩雑だし，注意点も多く，何より合併症が多い．やらないにこしたことはない．これは補液，末梢静脈ルートからの水分補給にもいえる．口から十分な水分摂取ができる人に補液を行う必要はない．末梢静脈ルートを確保するのも人の身体に針を挿して異物を留置するわけだから，やる必要がないならやらない方がいい．

必要のない経鼻チューブ法，胃瘻，静脈栄養を行わないという選択をするのも栄養療法である．逆にいえば，どんなときに経鼻チューブ法や胃瘻を行い，どんなときに静脈栄養を行うのかを深く考え，理解しておくことが大切だ．

表1 ● 栄養療法を行う際に決めるべきこと

①投与経路の選択：経口摂取，経腸栄養，静脈栄養
②エネルギー量の決定
③各栄養素量の決定：水分，タンパク質，脂質，糖質，ビタミン，ミネラル，食物繊維

❸ よく遭遇する場面で食事オーダーができるか

　　目の前の人がどのようにして栄養を摂るのが最善なのか，入院してきた人を担当する医療従事者の全員が考えなくてはいけないことである．例を出そう．

> 67歳男性が肺炎の診断を受けて入院してきた．患者さんが病棟に移動したので，看護師さんから担当医に連絡が入る．
>
> 看護師「先生，肺炎の患者さんが入院してきました．食事はどうしますか？」

　　さて，これだけの情報で食事オーダーができるだろうか．実は意外とよく遭遇する場面である．しかし，この状況はいくらでも突っ込みを入れることができる．

　　まず，食事ができる状態なのかどうかがわからない．病院に入院するような人は何らかの理由で食べられない状態になっていることがある．全く食べられない状態なのか，少しは食べられる状態なのか，で考え方が変わってくる．

　　もし食欲不振もなく，口から食べられる状態であるとしたら，食事オーダーができるだろうか．食事オーダーを出すと決めた場合，投与経路は経口摂取を選択したことになるが，エネルギー量と各栄養素量を決めなくてはいけない．そんなことをいちいち決める必要があるのか，と言われれば，決める必要があると断言する．

❹ さまざまなケースで食事オーダーが異なってくる

　　たとえば，この患者さんがもともと心不全と腎不全を合併しており，水分と塩分の過剰摂取により，簡単にうっ血状態になるとしたら，普通食をオーダーすることは健康を害する以外何物でもない．水分と塩分の適切な制限を行わなかったために，入院してから1週間後に肺水腫になってしまった，ということでは，どんな事情があるにせよ言い訳がきかない．

　　糖尿病の既往があり，いつも1,600kcal/日の食事をしている人だとしたら，普通食で2,100kcal/日を継続的に出してしまえば，高血糖をきたす可能性が高くなる．最近では糖質制限も流行しているから，糖質の量を

意識しなくてはいけないかもしれない．入院中の高血糖は疾患の予後に関係してくる．特に肺炎などの感染症を患っている場合，治療の効果に直接関わってくる．現代の医療においては，たかが高血糖などとはいえない状況である．

　この患者さんの身長が170cmだとしても，体重が50kgの場合と，80kgの場合では，そもそも必要となるエネルギー量が異なっている．身長と体重がわからなければ，BMIや標準体重も算出できない．具体的にどれくらいのエネルギーを必要とするのか何も検討がつかない．

　このように，**適切な食事オーダーを行うのに，患者さんの年齢・性別，入院契機となった病名だけでは情報が足りない**ことがわかるだろう．

❺ 最善の栄養療法を選択するためには

　適切な食事オーダーのために，患者さんの情報を集めることは，正しく栄養療法を計画していることに他ならない．入院する患者さんを担当すれば，栄養療法は必ず考えなくてはいけない内容である．そして，最善の栄養療法を選択するにはどうしたらいいだろうか．これを行うために，**まず行わなくてはいけないのは，担当している患者さんがどんな状態であるかを正確に把握することである**．

Point
- 栄養療法とは投与経路，エネルギー量，各栄養素量を決めることである
- 年齢・性別，入院病名だけでは食事オーダーも出せない
- 栄養療法を行うためには患者さんの状態を正確に把握する必要がある

第1章 入院した人を目の前にして何を考えるか

2. 身長と体重を把握する

レジ 「栄養療法を行うのにたくさんの情報が必要なんですね」

しみず 「意外と細かい情報を基づいて決めているんだよね」

レジ 「意識していませんでした」

しみず 「ところで，君はカンファレンスで症例報告をするときにどうやってはじめている？」

レジ 「さっきもありましたけど，まず年齢と性別からですね．67歳，男性とか」

しみず 「そうだよね．それで続いて診断名や現病歴などに移るのが一般的だよね」

レジ 「そうですけど，何かありますか？」

しみず 「いや，年齢と性別をいうときと同時に身長と体重も加えると，いいんじゃないかなと思っていて」

レジ 「最初にですか」

しみず 「身長と体重って，あとで身体所見の情報をいうときにも忘れやすいでしょう．最初に言ってしまうのがいいかと」

レジ 「どうしてそう思うんですか？」

しみず 「身長と体重を把握することで，大まかな栄養療法の行動指針が決められるからなんだよ」

レジ 「けっこう奥の深そうな話ですね」

❶ 年齢・性別に身長と体重を加える

　入院している患者さんの栄養療法を考えるうえで，まず自分が担当することになった患者さんがどんな状態に置かれているかを把握することが大切である．適切な栄養療法を行うために必要な情報はたくさんあるが，順

に考えていこう．

学会などで症例報告するときでも，最初に年齢と性別を述べる．

67歳，男性

しかし，これだけではどのような栄養療法を行えばいい人なのか，まるでわからない．どんな人なのかもイメージもつかない．続いて身長と体重を加える．

67歳，男性
身長170cm，体重50kg，BMI 17.3kg/m^2，標準体重63.58kg

身長と体重がわかれば，BMI（body mass index）＝体重（kg）÷身長^2（m）と，標準体重（ある身長におけるBMI 22kg/m^{2}のときの体重）が算出できる．年齢と性別だけの情報に比べて，よりイメージがつかみやすくなった．

❷ BMI 19kg/m^2 未満に注目する

入院中の患者さんの栄養療法を考えるうえで，年齢と性別以上に身長と体重の情報を重要である．特に低体重があるかどうかを確認しておく必要がある．**BMI 19kg/m^2 未満であれば，栄養に対する意識を高くしておいた方がよい**．BMI 19kg/m^2 未満というのは，主に65歳以上の方の栄養状態を評価するMNA®（mini nutritional assessment：簡易栄養状態評価表）において低栄養を示す1つの基準となっている．日本肥満学会基準によると，BMI 18.5 kg/m^2 未満で低体重となるが，本書ではMNA®の基準を採用する（表1）．

低体重があれば，栄養摂取の不十分な期間が少し続くだけでも全身の消耗が著しくなり，原疾患以外の合併症を認めやすくなったり，ADLの低下の原因につながっていく．何らかの病気を患っている患者さんにとって，低体重は大きなリスクである．

一方，過体重や肥満も経過に大きな影響を及ぼすといってもいい．世界的には一般に，BMIが25.0 kg/m^2 以上を過体重（overweight），30.0 kg/m^2 以上を肥満（obesity）と呼んでいる．しかし，入院中の患者さん

表1 ● MNA® (mini nutritional assessment：簡易栄養状態評価表)

簡易栄養状態評価表
Mini Nutritional Assessment-Short Form
MNA®

Nestlé Nutrition Institute

氏名：

性別：　　　年齢：　　　体重：　　　kg　身長：　　　cm　調査日：

下の□欄に適切な数値を記入し、それらを加算してスクリーニング値を算出する。

スクリーニング

A 過去3ヶ月間で食欲不振、消化器系の問題、そしゃく・嚥下困難などで食事量が減少しましたか？
- 0 = 著しい食事量の減少
- 1 = 中等度の食事量の減少
- 2 = 食事量の減少なし

B 過去3ヶ月間で体重の減少がありましたか？
- 0 = 3 kg 以上の減少
- 1 = わからない
- 2 = 1〜3 kg の減少
- 3 = 体重減少なし

C 自力で歩けますか？
- 0 = 寝たきりまたは車椅子を常時使用
- 1 = ベッドや車椅子を離れられるが、歩いて外出はできない
- 2 = 自由に歩いて外出できる

D 過去3ヶ月間で精神的ストレスや急性疾患を経験しましたか？
- 0 = はい　　2 = いいえ

E 神経・精神的問題の有無
- 0 = 強度認知症またはうつ状態
- 1 = 中程度の認知症
- 2 = 精神的問題なし

F1 BMI (kg/m^2)：体重(kg)÷身長(m)^2
- 0 = BMI が19 未満
- 1 = BMI が19 以上、21 未満
- 2 = BMI が21 以上、23 未満
- 3 = BMI が23 以上

BMI が測定できない方は、**F1** の代わりに **F2** に回答してください。
BMI が測定できる方は、**F1** のみに回答し、**F2** には記入しないでください。

F2 ふくらはぎの周囲長(cm)：CC
- 0 = 31cm未満
- 3 = 31cm以上

スクリーニング値
(最大：14ポイント)

12-14 ポイント：	栄養状態良好
8-11 ポイント：	低栄養のおそれあり (At risk)
0-7 ポイント：	低栄養

Ref. Vellas B, Villars H, Abellan G, et al. *Overview of the MNA® - Its History and Challenges.* J Nutr Health Aging 2006;10:456-465.
Rubenstein LZ, Harker JO, Salva A, Guigoz Y, Vellas B. *Screening for Undernutrition in Geriatric Practice: Developing the Short-Form Mini Nutritional Assessment (MNA-SF).* J. Geront 2001;56A: M366-377.
Guigoz Y. *The Mini-Nutritional Assessment (MNA®) Review of the Literature - What does it tell us?* J Nutr Health Aging 2006; 10:466-487.
Kaiser MJ, Bauer JM, Ramsch C, et al. *Validation of the Mini Nutritional Assessment Short-Form (MNA®-SF): A practical tool for identification of nutritional status.* J Nutr Health Aging 2009; 13:782-788.

® Société des Produits Nestlé, S.A., Vevey, Switzerland, Trademark Owners
© Nestlé, 1994, Revision 2009. N67200 12/99 10M
さらに詳しい情報をお知りになりたい方は、**www.mna-elderly.com** にアクセスしてください。

文献1より転載

にとって，過体重よりも低体重の方が予後に対する影響が大きいと考えていいだろう．もちろんBMI 30kg/m^{2}以上あるような肥満の方に対して，手術を行ったり，人工呼吸管理を行うことは，適切な体重の方に比べて，さまざまな合併症のリスクが高まるという報告は数多くみられる．そのことを踏まえても，低体重を注目したい．その理由として，**入院中の患者さんは基本的に痩せやすい**ということがある．

❸ 未解決である病院における低栄養

病院における低栄養（hospital malnutrition）という言葉がある．もともと栄養サポートチームは，病院における低栄養を解決するために結成された組織である．そして，この**病院における低栄養はいまだ解決されていない**．このことは，「静脈経腸栄養ガイドライン 第3版」[2]のいちばん最初の項目で強調されているほどだ．入院中の患者さんが痩せやすいのは理由がある．このことは非常に重要であり，**第1章-3**で説明する．

❹ ハリス・ベネディクトの式も計算できる

実は性別・身長・体重の情報を使って，基礎代謝量（BEE：basal energy expenditure）も計算できる．ハリス・ベネディクト（Harris-Benedict）の式[3]である（**表2**）．

ハリス・ベネディクトの式を使わなくても，身長と体重がわかれば，体重あたり25～35kcalでエネルギー必要量を決めるという簡易法も使える（**表3**）．簡易法では，現体重より標準体重を用いる方が適切だと考えるので，やはり体重だけではなく，身長の情報も必要だろう．

表2 ● ハリス・ベネディクトの式

基礎代謝量（BEE）＝
男性：66.47 ＋ ｛13.75×体重（kg）｝ ＋ ｛5.0×身長（cm）｝ － （6.75×年齢） 女性：655.1 ＋ ｛9.56×体重（kg）｝ ＋ ｛1.85×身長（cm）｝ － （4.68×年齢）

表3 ● 簡易法

エネルギー必要量（kcal/日）＝25～35kcal/日×体重（kg）

このように，年齢・性別に身長と体重を加えることで，低体重や肥満のスクリーニングと基礎代謝量のおおよその目安をつけることができる．少し意識するだけで栄養療法における基本的な情報を得ることができるので，担当した患者さんの年齢・性別・身長・体重はきちんと把握しておこう．

Point

- 患者さんを把握するときは，年齢・性別に身長と体重の情報を加えよう
- BMI 19kg/m^2 未満なら栄養に対する危機意識を高めよう
- これらの情報があれば，エネルギー必要量の目安をつけることができる

参考文献

1) Nestle Health Science
   http://www.nestlehealthscience.jp/mna/top
2) 「静脈経腸栄養ガイドライン 第3版」（日本静脈経腸栄養学会/編），p2，照林社，2013
3) Harris, J. A. & Benedict, F. G. : A biometric study of human basal metabolism. Proc Natl Acad Sci USA, 4 : 370-373, 1918

第1章　入院した人を目の前にして何を考えるか

3. 炎症が栄養状態を悪くする!?

レジ　「まずは身長と体重をきちんと把握することが大切ですね」

しみず　「まさしく"栄養療法のはじめの一歩"だよね」

レジ　「そうですね．先生，さっき病院における低栄養の話が出ましたけど，まだ未解決の問題なんですね」

しみず　「そうなんだよ．病院における低栄養は，ただの低栄養ではないからね」

レジ　「確かに入院中の患者さんに栄養療法をやっていると，何をしても栄養状態が改善しないと感じることがあります」

しみず　「よくあるでしょう．もどかしくなるよね」

レジ　「どうしてなんでしょうか．ちゃんと計算してエネルギーも栄養素もしっかり提供できているはずなのに…」

しみず　「栄養療法に限界を感じてしまう1つの要因だ．でも最近，それを説明できる考え方が出てきたんだよ」

レジ　「栄養療法の限界を説明できるということですか？」

しみず　「そう，疾患に関連した栄養不良という考え方なんだ」

レジ　「疾患に関連した栄養不良？ なんですか，それは」

❶ 疾患に関連した栄養不良という考え方

　病院における低栄養状態は特殊な状況である．よく考えてみればわかることだが，何も病気を患っていない人なら，年齢・性別・身長・体重の情報が揃えば，栄養療法で行うべき内容をすべて決めることができる．

　投与経路はもちろん経口摂取だし，必要エネルギー量はハリス・ベネディクトの式でも簡易式でもどちらでもいいから，おおよその目安をつければいい．必要エネルギー量が決まれば，各栄養素の量は三大栄養素の比

率を考慮しながら決めることができる．ビタミン・ミネラルは必要量が決まっているし，食物繊維も十分に摂った方がいい．水分も喉が渇かない程度に飲む分には特に問題はない．

実際には，本当に健康によい三大栄養素の比率（糖質制限食の是非など）や特定の栄養素（アミノ酸や脂肪酸，ビタミン，ミネラル）を強化した方がいいのか，などまだまだ答えがわからない未開の部分も多い．それをふまえても，健康な人においての栄養は，年齢・性別・身長・体重がわかれば，それほど難しくない．

しかし，病気を患った人の栄養療法はそれらの情報だけでは決められない．そのことが2010年以降，簡潔な分類として提唱されるようになった．**疾患に関連した栄養不良**（disease related malnutrition）という考え方である．

これまで栄養不良というと，タンパク質とエネルギーが両方とも不足した状態（PEM：protein energy malnutrition）であるマラスムス（marasmus），エネルギーの摂取量は比較的に保たれているが，タンパク質の摂取が不足した状態であるクワシオルコル（kwashiorkor）が例としてあげられることが多かった．これらマラスムスとクワシオルコルを防ぐために，十分なエネルギーとともに，十分なタンパク質を摂取できるように患者さんの栄養状態を取り巻く環境を整えることが栄養療法の目標とされた．

しかし，実際の日常臨床をやっていると，どうもそれだけでは栄養不良を説明できないのではないかと感じるようになる．つまり，**十分なエネルギーやタンパク質の摂取が実現できていても，患者さんの栄養状態が改善しない場面にしばしば遭遇する**からだ．

❷ 炎症が栄養状態を悪くする

このことを理解するには，低アルブミン血症の鑑別疾患（**表1**）にヒントがある．低アルブミン血症の鑑別疾患のなかで，合成の低下と代謝の亢進に顔を出す炎症性疾患がそれだ．

身体の炎症状態を表す代表的な指標であるCRP（C反応性タンパク：C-reactive protein）が上昇しているような状態では，どんなにしっかりとした栄養療法を行っていても，どうも栄養状態が改善していくような実

表1 ● 低アルブミン血症の鑑別疾患

合成の低下	肝硬変，炎症性疾患
尿や大便分泌液へ喪失	ネフローゼ症候群，吸収不良症候群，火傷
代謝の亢進	甲状腺機能亢進症，炎症性疾患
細胞外液の希釈	心不全や腎不全における溢水
栄養不良	低栄養状態

表2 ● 糖新生の材料

ピルビン酸
乳酸
アミノ酸
プロピオン酸
グリセロール

感が得られなかった．だから，CRPが上昇しているときには，まず**CRPが上昇する原因を明らかにし，その治療を行うことが優先される**．身体に炎症が起きているときに栄養療法だけ行っていても血清アルブミン値は上がってこないし，栄養状態も改善してこない．炎症が長く続くと，身体が消耗して徐々に痩せ衰えていくような印象もある．その終末像が廃用症候群である．

❸ ストレスホルモンにより糖新生が活発になる

　この事実を踏まえると，どうやら炎症はタンパク質の合成や異化に深く関与しているらしいとわかる．炎症は炎症性サイトカインであるIL-1β，TNF-α，IL-6などの高炎症性サイトカイン血症に伴い，アドレナリンやノルアドレナリン，副腎皮質ホルモンなどのストレスホルモンの分泌が亢進する．これらの**ストレスホルモンは筋タンパク質を分解し，アミノ酸をグルコースに変える，いわゆる糖新生を活発にさせる**．糖新生（gluconeogenesis）とは，ピルビン酸，乳酸，アミノ酸，プロピオン酸，グリセロールなどの糖質以外の物質から，グルコースを生産する経路である（**表2**）．**糖新生は，グルコースの代謝産物や筋肉や脂肪などの身体の構成要素からグルコースを作る反応**と理解すればいい．

　ピルビン酸と乳酸は解糖系の代謝産物（**番外編**を参照）．アミノ酸は筋肉を分解してできた糖原性アミノ酸などを利用する．脂質からはプロピオン酸，グリセロールが使われる．

❹ 炎症反応により莫大なエネルギーを必要とする

　強い炎症反応を伴うストレス状態が続くと，甲状腺ホルモンや成長ホルモンの分泌も亢進する．これらのホルモンは身体の代謝を活発化させ，グルコースからのエネルギー産生を増やし，グリコーゲンの分解や脂肪の分解も促進する．

　これらの反応が起きる理由は，**好中球やリンパ球が起こす炎症反応を継続させるのに莫大なエネルギーを必要とする**からである．炎症というのは，いわば緊急事態であり，身体としては一刻も早くその状態を改善させたい．そこで，好中球やリンパ球にエネルギー源であるグルコースを大量に届けるために，糖新生やグリコーゲン分解などを促進し，代謝を活発化させてエネルギーの利用率を上げ，早く事態を収拾させることに力を入れる．

　このような**炎症の状態が長く続けば，筋肉がボロボロになっていく**のは容易に想像できるだろう．炎症は栄養状態を悪化させるのである．

❺ 栄養不良の原因2010

　これらの事実を簡潔にまとめたのが**表3**である．この表では，栄養不良の原因は，マラスムスやクワシオルコルをはじめとする飢餓による低栄養，慢性疾患による低栄養（悪液質），急性疾患による低栄養（侵襲）の3つが示されている．

　栄養状態を改善させようと思ったら，飢餓だけではなく，疾患に関連した栄養不良が存在しないかを常に意識する必要がある．もし栄養状態を悪くするような疾患が存在するのであれば，患者さんの状態をよく把握し，正確な診断を行い，適切な治療を行なわれているかどうかを見直さなければならない．疾患に関連した栄養不良を改善させる最も有効な方法は，十分な栄養を提供することではなく，疾患そのものを早く治すことである．

表3 ● 栄養不良の原因2010

飢餓
慢性疾患による低栄養：悪液質
急性疾患による低栄養：侵襲

文献1より引用

Point

- 疾患に関連した栄養不良という考え方がある
- 炎症が長期化すると，筋肉がボロボロになっていく
- 栄養不良の原因となる疾患そのものを早く治すことが最も大切である

参考文献

1) Jenson, G. L, et al. : Adult starvation and disease-related malnutrition : a proposal for etiology-based diagnosis in the clinical practice setting from the International Consensus Guideline Committee. J Parenter Enteral Nutr., 34 : 156-159, 2010

第1章　入院した人を目の前にして何を考えるか

4. 栄養と入院時の診断名との関係

レジ　「栄養不良の原因2010は簡潔な分類ですけど，核心をついていますね」

しみず　「どんなに栄養のことを考えて治療していても，栄養状態が改善しないことがあるからね」

レジ　「そうなると，きちんと病気を把握することが大事になってきますね」

しみず　「そうそう．今まで栄養療法は，どちらかというと，病気と栄養状態を分けて考えてきた．そのことが問題をわかりにくくする原因だったんだよね」

レジ　「本質がみえてきたような気がします」

しみず　「というわけで，栄養療法で重要になってくるのは，入院時の診断名ということになるわけよ」

レジ　「身長・体重に続いて，入院時の診断名ですか．栄養についての話をしているとは思えない展開になってきましたね」

しみず　「まあ，急がば回れ，というでしょう．基本を押さえていった方が，結局，問題の解決は早くなるのよ」

レジ　「肝に銘じます」

❶ 入院のきっかけとなった診断名を加える

　　栄養不良の原因2010の情報が入ると，**栄養療法を行ううえで原疾患の把握が重要**であることがわかる．つまり，栄養不良の原因が現在患っている疾患に関係しているかどうかを確認することである．このことを頭に入れておこう．

　　これまでに担当する患者さんの年齢・性別・身長・体重の情報を集めた．続いて知りたいのは，入院のきっかけとなった診断名である．

> 67歳，男性
> 身長170cm，体重50kg，BMI 17.3kg/m²，標準体重63.58kg
> 入院のきっかけとなった疾患：右下肺野肺炎

　入院時の病名が大切なのは，その病気の状態が改善すれば退院できるところにある．栄養療法は入院中だけではなく，退院後，普段の生活のなかにも取り入れることができるものであるが，入院を担当する医療従事者としては，基本的に入院中だけの関わりとなる．**入院中の栄養療法が目指すべき目標は，最適な栄養状態を保ち，早く退院できるようにする**ことである．

❷ どのような状態になれば退院できるのかを把握する

　現在の医療機関では，栄養状態を改善させるためだけの入院は，通常あまり行われていない．摂食障害に伴う極端な低体重に対する精査加療を目的とした入院や高度の肥満の方に対する減量を目的とした入院を行っている施設もあるかもしれない．一般的にはそれが病的で治療が必要だと判断された場合に行われる．低体重や肥満であったとしても，日常生活がきちんと送れている場合，入院加療の対象にはならないだろう．**入院して精査や治療を行うと医師が決めるのは，治療により状態の改善が見込めると判断するとき**である．もちろん，現代の医学をもってしてもすべての病気を治癒させることはできない．しかし，最初から退院のことを考えないで入院を決めることもない．

　入院している患者さんの栄養療法を考えるうえで重要なのは，**どのような状態になれば退院できるのか，その状態になるまでにどれくらいの期間が見込まれるのか**，という点である．

❸ 入院期間の見通しが大切な理由

　前述した患者さんはBMI 17.3kg/m²なので，痩せ型の体型である．BMIが低いと寿命に悪い影響を与えることがいわれているが，入院のきっかけとなった肺炎が治癒した後でも，この患者さんの入院が継続となることはまずないだろう．低体重が原因でADLの低下が続いたり，日常生活に戻るだけの体力が回復しなければ，ADL・栄養状態の改善を目的として入院

加療が継続されることもあるかもしれない．しかし，経営環境が年々厳しくなる昨今の病院経営においては，そのような入院は基本的に容認されない．

このため，入院中の栄養療法を考える場合，退院までどれくらいの時間があるかを把握しておくことが非常に大切である．**入院期間によってどれくらいのことができるかが決まってくる**からである．

たとえば，この患者さんの肺炎が1週間で完治して退院できるものであれば，少なくとも入院中の栄養療法はあまり考慮しなくてもよいといえるだろう．もちろん1週間の入院の間，食事が出ず，水分補給の補液だけが行われた場合，その1週間で患者さんの疲弊や消耗が進むのは確実だと考えられる．しかし，肺炎を患う前の状態が悪くなく，1週間程度の治療期間であれば，肺炎が完治した後でも十分に回復が期待できる．

❹ 短期的な栄養の摂取不足は許容範囲という報告

重症病態に陥る直前の栄養状態が重度の低栄養状態でなければ，大多数の患者は5〜10日間の不十分なエネルギーの投与に耐えることができる[1]，ということが報告されている．米国集中医療学会/米国静脈経腸栄養学会（SCCM/ASPEN）ガイドライン[2]でも，重症病態に陥る以前にタンパク質・エネルギー障害を合併せず健常な状態であった場合，十分な栄養の摂取ができなくても7〜10日間または14日以内では許容範囲，としている．

この報告・ガイドラインは，1週間程度の短期入院であれば，不必要な絶食や栄養について何も考えない輸液メニューを支持する，というものではない．より正確に表現すれば，**1週間程度で完治してしまう肺炎のような急性疾患であれば，栄養療法の効果はあまり感じられない**ということである．これは現場で医療を行っている者であれば，誰もが実感していることである．

しかし，事実はそうではないだろう．**早期に退院してしまった患者さんのその後の状態に医療従事者はあまり関心を寄せていない**というだけである．たとえ1週間だとしても，200kcal/日のブトウ糖液だけで過ごしていたら，退院後すぐに元通りの生活に復帰できるとは思えないからだ．短期入院だとしても，栄養に気を配ることは医療従事者としての最低限のマ

ナーだと考えたい．

❺ 正確な診断に対して適切な治療が行われているのか

　　まとめると，入院中の患者さんで栄養状態が問題となるのは，①入院時にすでに栄養状態が悪い場合，②入院のきっかけとなる疾患の治療が長期化すると予測される場合，である．これまでの栄養療法では，①の視点ばかり強調されていたが，栄養不良の原因2010を知ると，②の視点もかなり重要であるということがわかる．入院のきっかけとなる病気がどれくらい重症であり，どれくらいの治療期間が見込まれるのか．これは正しく診断・治療の分野であり，入院診療そのものである．**正確な診断に対して適切な治療が行われているのか**．これを意識することも実は栄養療法を行っていることになるのである．

Point
- 退院するまでにどれくらいの期間が見込まれるのかの把握する
- 入院中の栄養療法は入院期間の程度によってできることが決まってくる
- 正確な診断に対して適切な治療が行われているのかを常に確認する

参考文献
1）Plank, L. D. & Hill, G. L. : Energy balance in critical illness. Proc Nutr Soc., 62 : 545-552, 2003
2）McClave, S. A., et al : Guidelines for the Provision and Assessment of Nutrition Support Therapy in the Adult Critically Ill Patient: Society of Critical Care Medicine (SCCM) and American Society for Parenteral and Enteral Nutrition (A.S.P.E.N.) . J Parenter Enteral Nutr., 33 : 277-316, 2009

第1章 入院した人を目の前にして何を考えるか

5. 悪液質を理解する

「入院時の診断名が栄養療法にかかわっているとは考えたことがなかったです」

「2週間以内で完治してしまう人の場合，栄養状態を考慮する必要がほとんどないからね」

レジ「確かに栄養サポートが必要となる患者さんは，長期入院の方が多いですね」

しみず「病気の治療が長期化するということは，難治性もしくは重症だということなんだよ．そこで，栄養不良の原因2010には悪液質という言葉があったよね」

レジ「悪液質ですね．癌の終末期というイメージがありますが」

しみず「ところが，悪液質になるのは癌だけではなくて，色々な疾患があるんだよ」

レジ「えっ，そうなんですか」

しみず「この悪液質が栄養状態と深くかかわっているということを勉強しよう」

❶ 栄養不良の原因2010を振り返る

　　　　ある疾患の治療が長期化するということは，難治性であるか，重症であるかのどちらかである．治らなければいつまでもその病気と戦い続けなければならず，重症であれば回復までに時間がかかるのは現場で医療をやっていればよくわかることだ．

　そこで，栄養不良の原因2010をもう一度みていこう（第1章-3 表3）．栄養不良の原因2010では，飢餓，慢性疾患による低栄養である悪液質，急性疾患による低栄養である侵襲に分類されていた．飢餓による低栄養は，マラスムスやクアシオルコルであることは説明したが，悪液質や侵襲と呼ばれる栄養不良の原因となる疾患は，具体的にどんなものなのだろうか．

❷ 悪液質とはどんなものか

　慢性疾患に起因する悪液質（カヘキシー：cachexia）からあげていこう．悪液質というと多くの人は，悪性新生物，いわゆる癌を思い浮かべるかもしれない．しかし，**悪液質の原因となる疾患は癌だけではなく，感染症（結核，AIDSなど），膠原病（関節リウマチなど），慢性心不全，慢性腎不全，慢性呼吸不全，慢性肝不全などがある**．悪液質は，もはや癌によるものだけではないが，ここではまず癌の悪液質について説明していく．
　癌の悪液質の定義には以下のようなものがある．

> 癌の悪液質とは多くの要因による症候群である．従来の栄養サポートでは十分な回復が難しい骨格筋の減少が進み，進行性の機能障害に至る．脂肪は喪失することもしないこともある．その病態生理は，食事量の低下と代謝異常により，タンパク質とエネルギーのバランスが負になることを特徴とする．[1, 2]

　この定義は，主に癌による悪液質の定義であるが，その他の疾患でも当てはまると考えていいだろう．悪液質は消耗症候群，衰弱症候群（wasting syndrome）とも呼ばれ，**体重の減少，筋肉の萎縮，全身倦怠感，虚弱，著明な食欲不振が主な症状**となる．

❸ 癌の悪液質の診断基準をみてみよう

　癌の悪液質の具体的な診断基準をみていこう（図1）．
　癌による悪液質は，前悪液質，悪液質，不可逆性悪液質の3段階に分類されている．最初の段階である前悪液質で認めるのは，5％以下の体重減少（過去6カ月間）と食欲不振，代謝の変化である．ここでいう代謝の変化とは，耐糖能異常などを指している．急激に糖尿病が悪くなった患者さんを診療するときには，必ず悪性腫瘍を念頭に置いて診察していくことをよく言われる．それは癌の悪液質により代謝が変化することがあるためである．
　前悪液質から悪液質の段階になると，体重の減少が著明となる．BMIが20kg/m^{2}未満，もしくはサルコペニアが存在する場合，2％を超える体重減少でも悪液質の基準を満たす．さらに，食欲不振から一歩進んで食事量

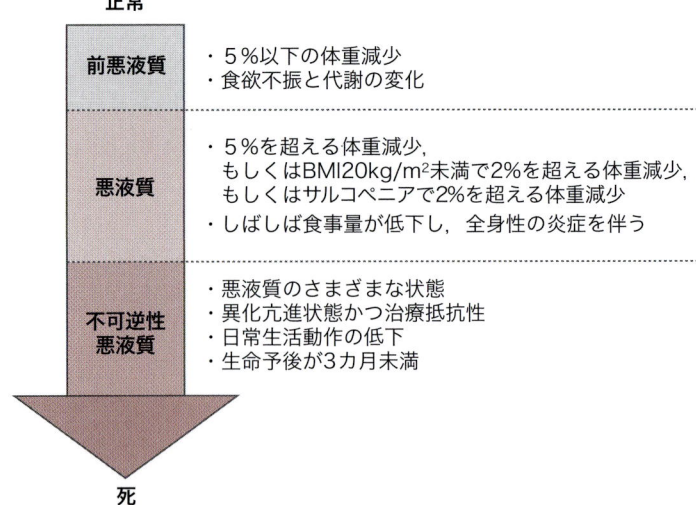

図1 ● 癌による悪液質の診断基準
文献1より引用

が低下し，全身性の炎症が進む．この全身性の炎症が身体の異化反応を進ませ，筋タンパク質の喪失を増加させ，筋肉が萎縮していく原因となる．

❹ サルコペニアとは

診断基準のなかに**サルコペニア**（sarcopenia）という言葉が出てきた．聞き慣れない言葉かもしれないが，sarcoは骨格筋・筋肉を，peniaは減少を表し，サルコペニアで**筋肉が減少している状態**を指す．

たとえBMIが20kg/m²を超えていたとしても，筋肉量が低下している場合もあり，注意が必要である．筋肉量の評価には，CT, MRI, 二重エネルギーX線吸収測定法（dual-energy X-ray absorptiometry：DEXA），生体インピーダンス分析（bioelectrical impedance analysis：BIA）などがある．もちろん，身体計測により上腕三頭筋皮下脂肪厚（triceps skinfold thickness：TSF），上腕周囲長（arm circumference：AC）を測定することにより（図2），上腕筋面積（arm muscle area：AMA）や上腕筋囲（arm muscle circumference：AMC）を算出してもよい（表1）．

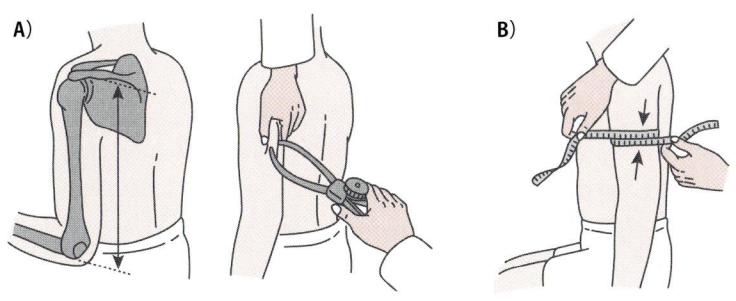

図2 ● 上腕周囲と上腕三頭筋部の厚さの測定

実際の上腕周囲計測には，患者さんを座位にして，利き腕と反対の上腕背側で，肩甲骨肩峰突起と尺骨肘頭突起の中点に印を付ける．
上腕周囲（AC）は，巻尺を用い，先ほどの印の地点（上腕骨中点）で測定する．皮下脂肪厚（TSF）は，印の1 cm上方の皮膚をつまみ上げて，印のところでキャリパーを用いて測定する．
（文献4 p117図3より引用）

表1 ● AMCおよびAMAの算出方法

指標	算出方法
AMC	ACM (cm) ＝ AC (cm) － 0.314 × TSF (mm) 利き腕ではない側の上腕骨中点での上腕筋周囲径の理論値
AMA	AMA (cm^2) ＝ {AC (cm) － 0.314 × TSF (mm)}^{2}/4 利き腕ではない側の上腕骨中点での上腕筋断面積の理論値 （ただし骨の断面積は無視している）

文献4をもとに作成

サルコペニアは，1989年に初めて提唱された概念[3]であり，近年，栄養療法との関連で注目されている．

❺ 不可逆性悪液質と栄養療法の限界

癌による悪液質の最終段階である不可逆性悪液質では，癌に対する治療に反応せず，生命予後が3カ月未満と考えられる状態が前提としてある．異化反応が進行していて，全身の筋肉の萎縮がさらに進み，日常生活動作（ADL）も低下してくる．不可逆性悪液質の段階では，どんなに練られた栄養療法を行ったとしても栄養状態の改善は難しい．緩和医療が中心になってくる段階だろう．

「静脈経腸栄養ガイドライン 第3版」[5]によれば，癌の緩和医療を2段階に分類している．**根本的な治療がないと判断され，かつ少なくとも生命予後が数カ月以上と予測される場合が緩和期（palliative stage），生命予後が1カ月未満と推測される場合が終末期（terminal stage）**である．

「緩和期における栄養管理の目的は，栄養障害の進行に伴うがん悪液質の発症・進行を抑制してQOLの維持・改善を図ること」とある．一方，「悪液質が進行した終末期では，通常の栄養療法に代謝が対応できず，水・電解質異常や代謝性合併症の発生リスクが高くなるため，代謝状態に応じて投与量を調整してこれらの発症を防止する」とある．**緩和期と終末期で栄養療法の目標を変えている**ところに注目したい．

癌の終末期の患者さんに対する輸液については，日本緩和医療学会から「終末期癌患者に対する輸液治療のガイドライン 2013年版」[6]が出版されている．さまざまな状態に合わせて細かく輸液の方法が提案されている．**基本的な考え方は癌の終末期になってしまうと，通常では適切だと考えられる輸液がむしろ患者さんにとって負担になる**というものだ．

そもそも悪液質には，「従来の栄養サポートでは十分な回復が難しい」という定義があり，不可逆性悪液質の段階になってしまうと，もはや通常の栄養療法を行うこと自体が害になるという現実がある．このことはよく覚えておきたい．

❻ 悪液質をきたす慢性疾患の有無を加える

ここでは癌による悪液質の説明を行ってきたが，他の慢性疾患でも悪液質が存在することを覚えておきたい．よって，**入院してきた患者さんの情報に加えたいのは，入院時の診断名だけではなく，悪液質をきたすような慢性疾患の有無**である．

> 67歳，男性
> 身長170cm，体重50kg，BMI 17.3kg/m^2，標準体重63.58kg
> 入院のきっかけとなった疾患：右下肺野肺炎
> 悪液質の原因となる慢性疾患：関節リウマチ

表2の疾患群を常に念頭に置いて，該当するようであれば，患者さんの

表2 ● 悪液質をきたす慢性疾患

癌
感染症（結核，AIDSなど）
膠原病（関節リウマチなど）
慢性心不全
慢性腎不全
慢性呼吸不全
慢性肝不全

　基本情報として付け加えておく．つまり，同じ右下肺野肺炎を患った患者さんだとしても，悪液質をきたすような慢性疾患を患っている人と患っていない人とでは栄養不良に陥るリスクが変わってくる．もちろん，そのような**慢性疾患を患っている人の方が栄養状態により注意する必要がある**のだ．

　慢性疾患はそもそも難治性である．治らないまでも悪化させないようにしていくのが治療方針となる．悪化しなければ入院加療の対象となることはない．入院してきた患者さんは，入院時の診断名だけでなく，完治の難しい慢性疾患を抱えている可能性があることをいつも頭の片隅に入れておこう．

Point

- 悪液質は癌だけではなく，さまざまな疾患で起こる
- 慢性疾患を抱えた患者さんの体重が減ってきたら悪液質を思い浮かべる
- 悪液質の原因となる慢性疾患群を覚えて，基本情報に加えよう

参考文献

1) Fearon, K. et al. : Definition and classification of cancer cachexia : an international consensus. Lancet Oncol., 12 : 489-495, 2011
2) Clinical practice guidelines on cancer cachexia in advanced cancer patients with a focus on refractory cachexia. (European Palliative Care Research Collaborative) : http://www.epcrc.org/
3) Rosenberg, I. H. : Summary comments. Am J Clin Nutr., 50 : 1231-1233, 1989
4)「日本静脈経腸栄養学会 静脈経腸栄養ハンドブック」（日本静脈経腸栄養学会/編），p112-120，南江堂，2011
5)「静脈経腸栄養ガイドライン 第3版」（日本静脈経腸栄養学会/編），p344，照林社，2013
6)「終末期がん患者の輸液療法に関するガイドライン 2013年版」（日本緩和医療学会緩和医療ガイドライン委員会/編），金原出版，2013

第1章 入院した人を目の前にして何を考えるか

6. 侵襲を理解する

レジ 「悪液質は覚えておかなくてはいけない概念ですね」

しみず 「難治性の疾患が原因だから，できることは限られてくるけど，原疾患の状態をうまくコントロールすることが何より大切だからね」

レジ 「今度から食欲不振があったり，体重が減ってくるような人は，悪液質ではないかどうかみていきます」

しみず 「そして，悪液質とともに栄養状態に悪影響を及ぼすのが侵襲と呼ばれる疾患群だね」

レジ 「まぁ言葉を聞いただけでも，身体に良さそうだとは思えないですね」

しみず 「侵襲もまず適切に診断して，最善の治療を行うことが何よりも重要だよね」

レジ 「重症になる患者さんは侵襲疾患を患っていることが多いですからね」

しみず 「今度は侵襲についてみていこう」

❶ 重症疾患である侵襲

　　　　疾患が難治性であるとき，患者さんは徐々に疲弊し，結果として悪液質の状態に陥り，栄養状態が継続的に悪化していく可能性があることを説明した．今度は，疾患が重症である場合だ．栄養不良の原因2010では，これを「侵襲」という言葉で示している．それでは，侵襲と呼ばれる疾患はどのような疾患群なのだろうか．

❷ 侵襲とはどんなものか

　　　　侵襲とは，生体の内部環境のホメオスタシス（homeostasis：恒常性）を乱す可能性がある刺激を指す．具体的には，**手術，外傷，骨折，感染症，熱傷**などがある．これらの疾患では多くの場合，CRPの急性上昇を

伴う．ここでいう感染症とは，悪液質に至るような慢性かつ難治性の感染症ではなく，急性に症状が悪化し，一定期間で治癒が見込める感染症についてである．

　これらの疾患群は必ずしも重症とはいえないかもしれない．待機手術においては，数日間の入院で退院できる場合もあるし，外傷や骨折でも，入院が長期化しない場合もある．侵襲と分類される疾患でも軽症なものでは，栄養状態の悪化が問題になることはあまりない．もちろん，侵襲を患う前の栄養状態が低下している場合は別である．

　栄養状態の悪化に深くかかわってくるのは，待機的だとしても負担の大きい手術，多発外傷，多発骨折，敗血症のような重症感染症，重症熱傷である．

❸ 術後強化回復プログラム　〜ERAS〜

　侵襲の疾患群は大きく2つに分類できる．手術とその他である．手術については，「静脈経腸栄養ガイドライン 第3版」[1)]でも「周術期」という項目で13頁にも渡って解説がなされている．

　近年，術後強化回復プログラム（enhanced recovery after surgery：ERAS）が注目されている．ERAS（イーラス）とは，2005年に発表された北欧発信の周術期管理についての推奨プロトコール集[2)]である．術前・術中・術後に渡り，回復促進に寄与する21のプロトコールを提唱している．ちなみに，プロトコールとは手順という意味だ．

　このERASは，当初，大腸癌の手術の術後強化回復プログラムとしてESPEN（ヨーロッパ静脈経腸栄養学会）から発表された．その後，他の手術についても展開されていった経緯がある．ERASの主要な17項目の内容を示す（図1）．

　ERASは栄養療法についての内容だけではない．手術からの回復をできる限り早めようと考えれば，栄養関連の領域にだけこだわることの方がむしろ不自然である．栄養関連でいえば，術前絶飲食の中止（術前経口補水，カーボ・ローディング），経鼻胃チューブを留置しない，Naと水分の過剰輸液を避ける，嘔気嘔吐の予防，腸管の蠕動運動を刺激する，早期経口摂取などがあげられる．

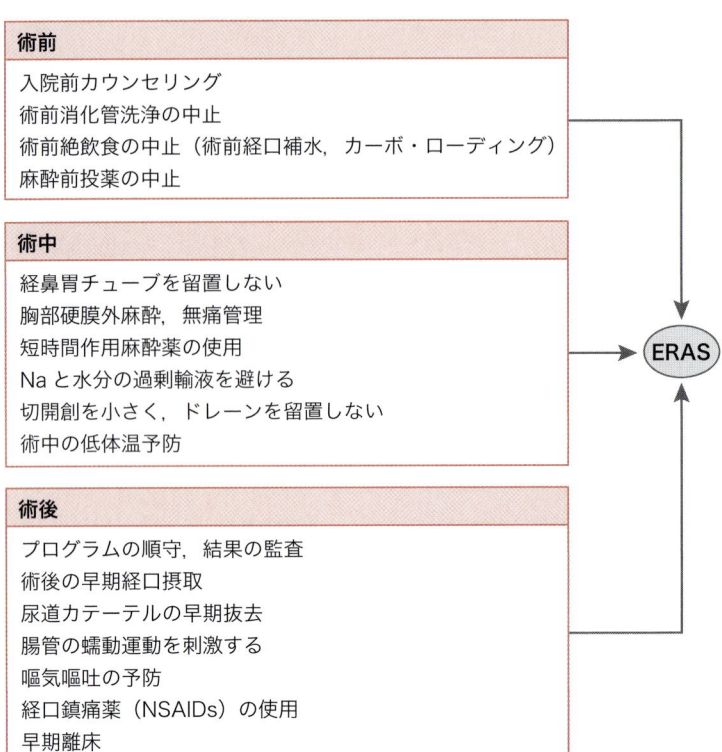

図1 ● 術後強化回復プログラム（ERAS）の主な17項目の内容
　　　文献2を参考に作成

　本書ではERASの内容についてこれ以上深くふれないが、ここで指摘しておきたいのは、少なくとも**待機手術の周術期の栄養療法についてはERASを中心としてエビデンスを集積していく体制が整えられてきている**ということだ。ヨーロッパと日本において医療システムの違いがあり、ヨーロッパ発のERASをそのまま鵜呑みにして実行するのは問題があるとの意見もあるものの、良い点は取り入れていきたい。ERASの情報は常にアップデートしていこう。

❹ 何をもって重症とするか

　手術以外の侵襲である外傷、骨折、感染症、熱傷についても、画一的に

どのような栄養療法が望ましいとはいえない．それぞれの病態に合わせた対応が望まれる．ここでは，**何をもって重症とするか**，ということを考えていきたい．

　集中治療室へ入室する患者さんの重症度を判定する方法として，APACHE Ⅱ（acute physiology and chronic health evaluation Ⅱ）[3]　というものがある．APACHEスコアは，1981年に初めてAPACHE Ⅰが提唱され，1985年にAPACHE Ⅱ，1991年にAPACHE Ⅲ，2006年にAPACHE Ⅳと時間を経ながら改良が加えられている．APACHE Ⅱは少し古い評価法なのだが，APACHE ⅢやAPACHE Ⅳに比べて項目が少なく，評価しやすいので，今でも使用されている．このAPACHE Ⅱの項目を記したのが，**表1**である．

　ここで注目したいのは，APACHE Ⅱの細かい内容ではなく，評価している項目である．APACHE Ⅱでは，生理学的変数として，深部体温（直腸温），平均動脈圧（**memo**参照），心拍数，呼吸数，動脈血pH，血清Na，血清K，血清クレアチニン，Hct，白血球，意識レベル，血清HCO_3の13項目をあげている．よくみればわかることだが，これらはバイタルサインと標準的な血液検査の項目である．つまり，**重症度判定は，バイタルサインと簡単な血液検査でできる**ということだ．

> **memo** 平均動脈圧
> 平均動脈圧＝拡張期血圧＋（収縮期血圧−拡張期血圧）÷3
> 平均動脈圧は通常通りに血圧を測定すれば算出することができる

❺ 手術の予定とバイタルサイン，簡単な血液検査を加える

　患者さんの情報に手術の予定とバイタルサイン，簡単な血液検査の項目を加える．

> 67歳，男性
> 身長170cm，体重50kg，BMI 17.3kg/m²，標準体重63.58kg
> 入院のきっかけとなった疾患：右下肺野肺炎
> 悪液質の原因となる慢性疾患：関節リウマチ
> **手術の予定：なし**

表1 ● APACHE Ⅱ スコアリングシステム（文献3より引用）

生理学的変数[1]				点数					
	+4	+3	+2	+1	0	+1	+2	+3	+4
1 深部体温（℃）	≧41	39-40.9	—	38.5-38.9	36-38.4	34-35.9	32-33.9	30-31.9	≦29.9
2 平均動脈圧（mmHg）	≧160	130-159	110-129	—	70-109	—	50-69	—	≦49
3 心拍数	≧180	140-179	110-139	—	70-109	—	55-69	40-54	≦39
4 呼吸数（人工呼吸器を使用，または不使用）	≧50	35-49	—	25-34	12-24	10-11	6-9	—	≦5
5 酸素化能：a) FIO_2≧0.5の場合，A-aDO_2を用いる b) FIO_2<0.5の場合，PaO_2（mmHg）を用いる	≧500	350-499	200-349	—	<200 >70	— 61-70	— 55-60	— —	— <55
6 動脈血pH	≧7.7	7.6-7.69	—	7.5-7.59	7.33-7.49	—	7.25-7.32	7.15-7.24	<7.15
7 血清Na濃度（mMol/L）	≧180	160-179	155-159	150-154	130-149	—	120-129	111-119	≦110
8 血清K濃度（mMol/L）	≧7	6-6.9	—	5.5-5.9	3.5-5.4	3-3.4	2.5-2.9	—	<2.5
9 血清クレアチニン濃度（mg/dL）；急性腎不全の場合は点数を2倍にする	≧3.5	2-3.4	1.5-1.9	—	0.6-1.4	—	<0.6	—	—
10 Hct（%）	≧60	—	50-59.9	46-49.9	30-45.9	—	20-29.9	—	<20
11 WBC（値は1000分の1で表示）	≧40	—	20-39.9	15-19.9	3-14.9	—	1-2.9	—	<1
12 グラスゴー昏睡尺度（GCS）	スコアは15から実際のGCS（p.1803の表212-2を参照）を減じて算出する								
13[※3] 血清HCO_3（静脈血，mMol/L）	≧52	41-51.9	32-40.9	—	22-31.9	—	18-21.9	15-17.9	<15

急性生理学的スコアは12個ある各変数の点数の和である．
年齢によって各点数を加算する：44歳以下=0点，45-54歳=2点，55-64歳=3点，65-74歳=5点，75歳以上=6点．
慢性疾患状態の点数を加算する：待期的手術後の臓器機能不全または重度の臓器機能不全の病歴を有する患者には2点；手術を受けていない患者または緊急手術後で，免疫不全状態または重度の臓器機能不全の場合は5点[※2]．

APACHE Ⅱ スコア＝急性生理学的スコア＋年齢点数＋慢性疾患状態の点数．最小スコアは0，最大スコアは71．スコアの上昇は，入院中の死亡リスクの上昇と関連する．
※1 過去24時間で最悪の数値を選択する．
※2 慢性疾患状態：臓器機能不全（例，肝臓，心血管，腎臓，肺）または免疫不全状態は，現在の入院より以前から発症しているものを対象とする．
※3 選択的変数：動脈血ガス未測定の場合のみ使用する．

【バイタルサイン】
 意識レベル：清明（GCS：E4V5M6）
 体温38.8℃，直腸温39.2℃，血圧138/66mmHg（平均動脈圧90mmHg），脈拍数118回/分，呼吸数26回/分，SpO_2 89%（room air＝FiO_2：0.21）

【血液検査】
 白血球数14,700/μL，CRP 12.5mg/dL，Hb 13.8g/dL，Ht 48.4%，BUN 38.7mg/dL，Cre 2.3mg/dL，Na 142mEq/L，K 4.2mEq/L，Cl 110 mEq/L

【動脈血ガス分析（room air＝FiO_2：0.21）】
 pH 7.41，$PaCO_2$ 37.5mmHg，PaO_2 57.2mmHg，HCO_3 24mmol/L，SaO_2 87%

　ここまでくると，かなり具体的に患者さんの状態を把握できるようになった．この患者さんの場合，手術の予定はないので，ERASなどのプログラムを考える必要がない．発熱・頻脈・呼吸の促迫があり，低酸素血症を認めている．白血球数，CRPが高値であり，全身の炎症反応が示唆される．Creが高く，腎機能障害を認めている．
　感染症という侵襲疾患であり，今後の状態を慎重にみていく必要がある．

❻ SIRSを満たすかどうか判断する

　これだけの情報があればAPACHE Ⅱでも評価ができる．しかし，煩雑なので，もっと簡便なSIRS（systemic inflammatory response syndrome：全身性炎症反応症候群）の診断基準で評価しよう（表2）．
　外来でSIRSの基準を満たすバイタルサインをみかけたら，入院して精査加療するかどうか考えることになる．白血球数はバイタルサインではないが，どんな場所でも比較的に容易に測定できる検査値であり，今やバイタルサインと呼んでも差し支えないだろう．
　医学部で外科病棟を実習したときに，「患者さんのSIRS状態が3日以上続いているのなら，気をつけてみていた方がいい」という言葉を今でも忘れない．この言葉を発展させて，「**原因不明のSIRSが少なくとも3日以上続いているのなら入院を考慮する**」という自分なりのルールを設けている．

表2 ● SIRSの診断基準

SIRSの診断基準	侵襲に対する全身性炎症反応で，以下の2項目以上が該当するときSIRSと診断する ①体温＞38℃または＜36℃ ②心拍数＞90/分 ③呼吸数＞20/分またはPaCO$_2$＜32 Torr ④白血球数＞12,000/mm^3，または＜4,000/mm^3，あるいは未熟顆粒球＞10％
敗血症の定義	感染によるSIRS（注：血中の細菌同定は必須でない）

文献4より引用

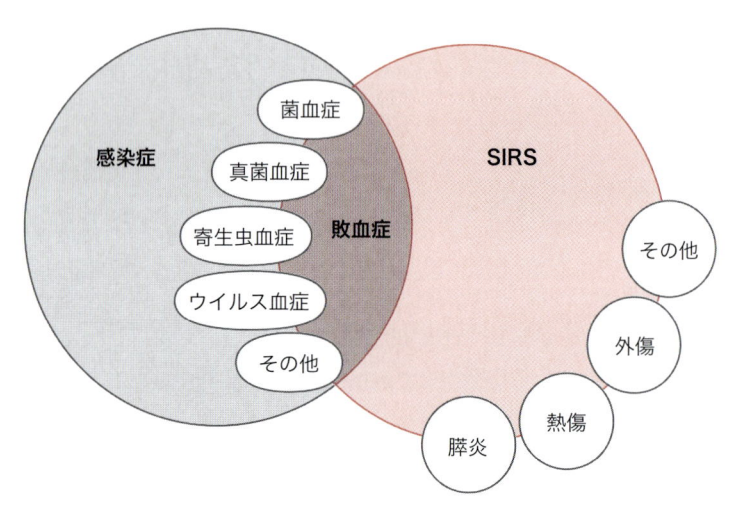

図2 ● SIRSの概念
文献4より引用

　SIRSには図2に示すようにさまざまな原因がある．外来で遭遇するSIRSは感染症が多いが，数日の経過で命に関わる状態に至る疾患も少なからず存在する．SIRSはいわゆる「風邪」でも生じる状態なので，過剰に反応するのもよくない．しかし，重篤な疾患を見逃すのは，最も避けなければならないエラーだ．SIRSは侵襲疾患を評価するのに忘れてはいけない評価基準である．

❼ 情報が増えれば答えも変わる

　もちろん，この患者さんはSIRSの基準を満たす．そもそも低酸素血症を認めており，単なるSIRSよりもさらに重篤な状態だ．悪液質疾患である関節リウマチを既往にもち，侵襲疾患である肺炎を中等度以上の重症度で患っている．腎機能障害もある．すなわち，治療が難航した場合，急速に栄養状態が悪化していく可能性があるということだ．

　ここまで情報を揃えたら，以下の問いの答えも変わってくるだろう．

> **看護師**「先生，肺炎の患者さんが入院してきました．食事はどうしますか？」

　肺炎を患った患者さんといっても，状態はさまざまである．正確に状態を把握していなければ，適切な栄養療法は実施できない．特に侵襲疾患を患っている患者さんを診る場合には，慎重に情報を集めて，重症度を判定し，できる限り早く健康な状態へ戻すことを考えていこう．

Point
- 手術の予定があるなら，ERASのような包括的なプログラムを考慮する
- 侵襲疾患の重症度はバイタルサインと血液検査で評価できる
- SIRSの基準を覚えて担当した患者さんの評価をしよう

参考文献
1）「静脈経腸栄養ガイドライン 第3版」（日本静脈経腸栄養学会/編），p222-234，照林社，2013
2）Fearon, K.C., et al.: Enhanced recovery after surgery: a consensus review of clinical care for patients undergoing colonic resection. Clin Nutr, 24: 466-477, 2005
3）Knaus, W. A, et al.: APACHE? : a severity of disease classification system. Crit Care Med., 13: 818-829, 1985
4）American College of Chest Physicians / Society of Critical Care Medicine Consensus Conference Committee. Chest, 101: 1644, 1992

第1章 章末問題

Q1 以下の患者さんが入院してきた．67歳 男性，入院のきっかけとなった疾患は右下肺野肺炎である．入院した患者さんの栄養について決めるべき内容とは具体的にどんなことか．3つあげよ．

Q2 Q1の患者さんが身長170cmのとき，BMI 19kg/m² となる体重は何kgか．

Q3 年齢・性別・身長・体重がわかると，何を求めることができるか．

Q4 栄養不良の原因2010を3つあげよ．

Q5 入院中の患者さんで栄養状態が特に問題となる場合はどんなときか．簡潔に2点述べよ．

Q6 悪液質の原因となる疾患をあげよ．

Q7 侵襲とはどんな疾患であるか．あげよ．

Q8 疾患の重症度を示すAPACHE Ⅱでは，どんな項目を評価するか．あげよ．

Q9 以下の患者さんの状態を把握せよ．

77歳，女性

身長158cm，体重42kg

入院のきっかけとなった疾患：尿路感染症

悪液質の原因となる慢性疾患：慢性腎不全，肺癌（担癌状態）

意識レベル：清明（GCS：E4V5M6）

体温38.1℃，直腸温38.6℃，血圧142/76mmHg（平均動脈圧98mmHg）

脈拍数112回/分，呼吸数21回/分，SpO$_2$ 93％（room air, FiO$_2$：0.21）

白血球数16,200/μL，CRP 18.1mg/dL，Hb 12.8g/dL，Ht 45.7％

BUN 32.4mg/dL，Cre 1.8mg/dL，Na 140mEq/L，K 3.8mEq/L，Cl 109 mEq/L

動脈血ガス分析（room air, FiO$_2$：0.21）

pH 7.38，PaCO$_2$ 34.8mmHg，PaO$_2$ 68.4mmHg，HCO$_3$ 22mmol/L SaO$_2$ 92％

Q9① BMI，標準体重を求めよ（少数第2位を四捨五入）．

Q9② ハリス・ベネディクトの式を用いて，基礎代謝量を求めよ．

Q9③ SIRSの診断基準を満たすかどうか評価せよ．

Q9④ APACHE Ⅱスコアの13項目を評価せよ．

Q9⑤ この方が絶食となったとき，栄養状態が悪化するリスクは高いか．

解答と解説

A1 ①投与経路の選択，②エネルギー量の決定，③各栄養素量（水分，タンパク質，脂質，糖質，ビタミン，ミネラル，食物繊維）の決定
→第1章-1 表1参照

A2 BMI（kg/m²）＝体重（kg）÷身長²（m）であるから，身長1.7（m），BMI 19（kg/m²）の体重をX（kg）とすると，19（kg/m²）＝X（kg）÷1.7^2（m）．よって，X（kg）＝19×1.7×1.7＝54.91kg
この患者さんが55kgを下回っているようであれば，入院中に栄養状態が悪化し，問題となる可能性が高いことを意識しておく必要がある．
→第1章-2 ❶参照

A3 BMI，標準体重，ハリス・ベネディクトの式，簡易法．これらの項目が計算できることになり，栄養療法における最も有益な情報を得ることができる．ko→第1章-2 ❶，表2・3参照

A4 飢餓，悪液質，侵襲．→第1章-3 表3参照

A5 ①入院時にすでに栄養状態が悪い場合，②入院のきっかけとなる疾患の治療が長期化すると予測される場合．
疾患が軽症であり，短期入院は見込まれる場合では栄養状態が問題となるケースの方が少ない．→第1章-4 ❺参照

A6 癌，感染症（結核，AIDSなど），膠原病（関節リウマチなど），慢性心不全，慢性腎不全，慢性呼吸不全，慢性肝不全など．
患者さんの入院時診断名，既往歴にこれらの疾患があるときは，悪液質により栄養状態が悪化しやすい状況であることを理解しておく．
→第1章-5 ❷参照

A7 手術，外傷，骨折，感染症，熱傷など．→第1章-6 ❷参照

A8 体温，血圧，心拍数，呼吸数，動脈血pH，血清Na，血清K，血清クレアチニン，Hct，白血球，意識レベル，血清HCO_3の13項目．疾患の重症度は，バイタルサインと簡単な血液検査で判定できる．→第1章-6 表1参照

A9① BMI 16.8kg/m², 標準体重54.9kg. →第1章-2❶参照

A9② 基礎代謝量968.93 kcal. →第1章-2表2参照

A9③ 体温, 心拍数, 呼吸数, 白血球数のすべての項目でSIRSの基準を満たす.
→第1章-6表2参照

A9④ 深部体温：＋1, 心拍数：＋2, PaO₂：＋1, 血清Cre：＋2, 白血球数：＋1の合計7点となる. 実際にはここに年齢ポイントと重度臓器障害, 免疫不全の評価を加える. この方の場合は, 75歳以上なので＋6. 重度臓器障害, 免疫不全はAPACHE IIスコアの定義を満たさないので加算しない. 合計APACHE IIスコアは13点となり, APACHE IIの計算式より, 推定死亡率は17％と算出することができる. →第1章-6表1参照

A9⑤ 尿路感染症の治癒が遷延し, 絶食期間が続けば, 栄養状態が悪化する可能性が極めて高い.
BMI 19kg/m²以下の低体重, 悪液質となる慢性疾患の慢性腎不全, 肺癌をもち, 侵襲である急性感染症（尿路感染症）を患い, SIRSの診断基準を満たしている. APACHE IIスコアでも, 点数がつく項目が複数あり, 75歳以上の高齢であり, 少なくとも軽症であるとはいえない. ①入院時にすでに栄養状態が悪く（低体重）, ②入院のきっかけとなる疾患の治療が長期化すると予測されるため, 栄養状態に十分に注意しなければいけない状況である. →第1章-6参照

Column 1

この50年間で39億部売れている聖書

　少なくとも2000年頃と比較すれば，日本における栄養療法の位置付け・価値は高まっているだろう．それでも，現場レベルではまだまだ栄養療法への理解不足があるようだ．特によく聞くのが，NST委員会で回診して栄養療法の提案をしても，主治医に受け入れてもらえないというものである．時間をかけてチームで話し合い，提案したことが，実際にはやってもらえずにただ時間だけが過ぎていたとき，多くの人はやる気をなくし，NSTは時間の無駄だから続けられないと肩を落とす．

　しかし，この状況は仕方がないことだと思う．どんな分野でも新しい知見が社会の常識として根付くには数十年，ヘタすれば100年単位の時間が必要だ．これだけ書籍，新聞，テレビ，パソコン，スマートフォンが普及し，誰もがさまざまなメディアから情報を得られる時代になっても，多くの人がある知識を常識として受け入れるという状態を目指すのはそう簡単なことではない．

　先日，「この50年間に世界で最も読まれた本ベスト10」という記事を読んだ．ナンバーワンは39億部の断トツで聖書．第6位「ダ・ヴィンチ・コード」が5,700万部，第4位「指輪物語（ロード・オブ・ザ・リング）」が1億300万部，第3位「ハリー・ポッター」が4億部だから，聖書の読まれ方は21世紀に入っても並大抵ではないことが理解できる．「ダ・ヴィンチ・コード」もイエス・キリストを題材の1つとしているので，聖書からの派生本として捉えることもできるから，やはり聖書の影響力は凄まじい．

　そこで，最近は聖書を研究するようになった．聖書を世界で一番売れている書籍として捉えて読んでみると，また違った視点で物事を考えることができる．この聖書をどのように普及させたのだろうか，と．2000年もの時間をかけてさまざまな人たちが多くの時間を割いて聖書を世界中に普及させたというのは，疑いのない事実である．そこには見返りを求めない自己犠牲もあっただろう．普及の過程で多くの批判を浴びせられたことだろう．

　現代の栄養療法を聖書と比較するのは，不適切なことはわかっている．しかし，聖書の普及もそれほど簡単なことではなかったはずだから，少しぐらい周囲から理解が得られなかったとしてもくじける必要はない．2000年後に39億部を突破するような状況になればいいわけだから．時間はたくさんあるのだから，目の前の小さなことにくよくよせず前向きに進んでいけば，そのうち仲間も増えてくるだろう．継続は力なりの精神で栄養療法に取り組みたい．

● 10 Most Read Books In The World
http://www.squidoo.com/mostreadbooks

第2章　飢餓と栄養療法

1. ヒトはなぜ食べるのか

レジ「悪液質にしろ侵襲にしろ，栄養療法を考えるとき，考慮するべきことが多いですね」

しみず「栄養療法はパッケージ化するには向いていない領域なんだ」

レジ「パッケージ化？」

しみず「いくつかの栄養療法のコースを用意して，それらを提供していくという方法のことだね」

レジ「クリニカルパスみたいなことですか？」

しみず「そうそう，誰にでも通用する栄養療法のパスを作るのは難しいと思う．もちろん胃瘻造設のパスなど，決まった行程を標準化するのには役に立つけど」

レジ「患者さんの状態が良くなったり，悪くなったりしても，やるべきことが変わってきますしね」

しみず「個人差も大きい」

レジ「やっぱり難しいですね」

しみず「確かに難しいんだけど，それだけだと前に進まない．だから，根本的なことを考えていく必要があると思う」

レジ「それは？」

しみず「やっぱり，ヒトはなぜ食べるのか，かな」

レジ「…テーマが大きすぎませんか」

❶ ヒトが食べ続けなければならないさまざまな理由

　　　栄養療法の勉強をするときに蔑ろにされているのが，そもそもヒトはなぜ食べるのか，という根本的な問いである．食べるという行為自体，あま

表1 ● ヒトが食べる理由

カラダの構成物質を得る（材料）
エネルギーを得る（燃料）
刺激を得る（生理作用）
新陳代謝を円滑に行う（潤滑油）
楽しみを得る（味，コミュニケーション）
節目を得る

りに日常的なために，その理由を考えることが少ない．栄養療法を突き詰めるには，**ヒトが日常的に当然のこととして行っている行為の意味や目的を考えていくことが重要**になる．

　栄養療法を深く行っていくと，どうしても細かなところに目が行くようになってしまい，結果的に「なぜヒトは食べるのか」という基本的な，そして，最も重要な問いが全く考慮されていない栄養療法を提供してしまうことがある．表1にヒトが食べる理由をあげた．ヒトが毎日食べるのはさまざまな理由がある．栄養療法を行う際には，そのそれぞれの側面を意識しなくてはいけない．

❷ 材料としての食事

　常に新陳代謝を繰り返すヒトのカラダ．ヒトのカラダは，日々壊され，新しく作られている．**新陳代謝とは，古いものが新しいものに次々と入れ替わることを**いう．漢和辞典で調べると，「代」は「いれかわる」，「謝」は「勢いがぬけて去る」という意味だとわかる．どちらも新旧交代を表す漢字だ．新陳代謝はヒトが生きるために必要な現象である．外から質の良い材料を得てカラダの構成成分を新しくしていかなければ，カラダは徐々に傷んでいき，古くなってうまく機能しなくなっていく．子どもであれば，大人に向かって成長できない．

　新入社員が入ってこない組織が徐々に衰退していくといえば，イメージがつきやすいだろう．新しい風が組織を活性化させる．組織もヒトのカラダも常に新しい風が必要だ．

　さて，生命体のなかでみられる物質にはどんなものがあるだろうか．それが図1である．70％が水分で，残りの30％が高分子化合物や電解質な

生体組織は重量の70%が水である

すべての生命体はこれら4種類の高分子を同じ割合で含んでいる

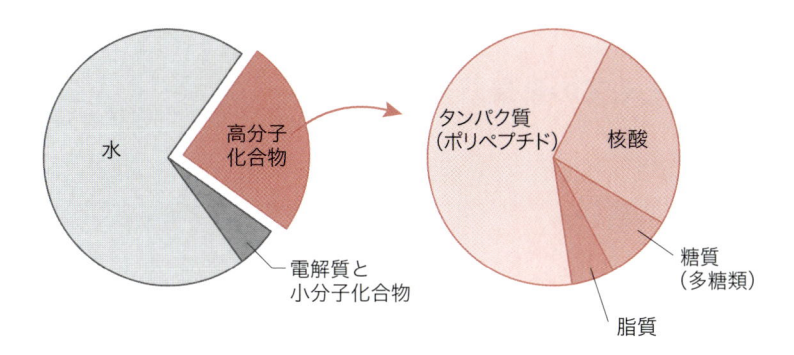

水／高分子化合物／電解質と小分子化合物

タンパク質（ポリペプチド）／核酸／糖質（多糖類）／脂質

図1 ● 生体組織の構成成分
図に示した物質から生体組織の非ミネラル成分（骨はミネラル成分の一例）が構成されている
（文献1 p41 3.3より引用）

どになる．生体内の高分子化合物の内訳をみると，多くがタンパク質であり，続いて重要な遺伝情報などを保持するために必要な核酸，そして，糖質，脂質と続く．

組織の構成成分をみれば一目瞭然だが，ヒトのカラダに最も必要なのはタンパク質ではない．その大部分を占める水である．水さえあれば何とかなる．だから，**栄養療法を勉強する前に，輸液の勉強を徹底的にする必要がある**．今まで栄養療法が適切に行われなくても患者さんが何とかなっていたのは，輸液がしっかり行われていたからだろう．

「世界を変えた6つの飲み物」[2]の冒頭には，こう書いてある．

> のどの渇きは，空腹よりも重大な死活問題だ．人は食べ物がなくても，2〜3週間ほど生きられるかもしれないが，飲み物がないと，よくてせいぜい2〜3日しかもたないだろう

これは臨床の現場でも実感できることである．

その他の栄養素に気を配るのはその次のステップだ．水は確保した．次に守るべきものがタンパク質である．もちろん水もタンパク質もどちらも

第2章 飢餓と栄養療法

大事なものであるから，優先順位をつけること自体，意味がないかもしれないが，このことはよく頭に叩きこんでおく必要がある．栄養療法だといってタンパク質は十分に補充しているのに，よくみたら水が足りなかった，ということにならないように注意したい．

❸ 燃料としての食事

1）生命活動にはエネルギーが必要

　基本的なことであるが，ヒトはクルマと変わらない．クルマは動くためにガソリンを必要とする．ハイブリットカーではガソリンの他に電気の力も利用するし，電気だけの力で動くクルマも登場している．

　ヒトは生きるためのエネルギーを毎日何らかの形で得なければならない．そうしなければ，活動が停止してしまう．これは，カラダの中で燃料である栄養素を新しく生み出すことのできないヒトの宿命である．ヒトは糖質や脂質，タンパク質を燃やすことによって，生命活動に必要なエネルギーを得ているのだ．

　生命活動という表現だと難しく感じるかもしれないが，たとえば，立ったり座ったり歩いたりなど，筋肉を動かすためにもエネルギーが必要であり，カラダを作っているタンパク質を合成するなどの生体内の化学反応を進めるためにも必要だ．

　ちなみに，「合成」とは複数のものを1つにする，という意味である．生体内ではグルコースやグリセロール，脂肪酸，アミノ酸などの複数の分子からより大きな構造であるグリコーゲンや中性脂肪，タンパク質を作ることを指す．

2）独立栄養生物と栄養従属生物

　栄養素（糖質，脂質，タンパク質）を外から取り入れてエネルギーを得なくても生命活動を継続できる生物を，**独立栄養生物**（autotroph）と呼ぶ．これらの生物は，無機化合物や光をエネルギー源として活動している．

　植物が行っている光合成は，太陽の光をエネルギー源として，体内でグルコースや脂質，タンパク質などの栄養素を生み出している（図2）．植物は太陽の光にさえ当たっていれば，仕事をするためのエネルギーに困ることはない．二酸化窒素と水を材料にクロロフィル（葉緑素）を介するこ

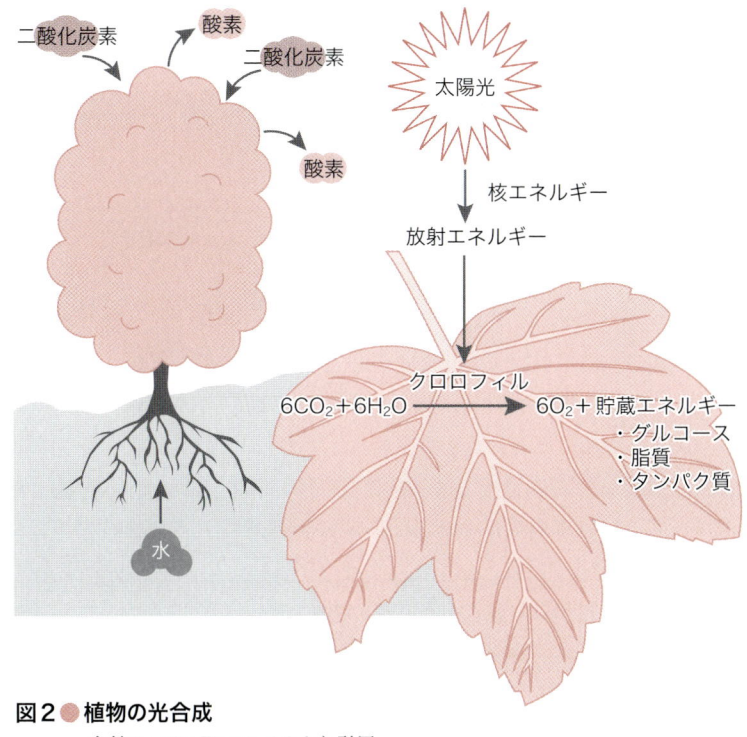

図2 ● 植物の光合成
　　　文献3 p135 Figure 4.2より引用

とで，グルコースや脂質，タンパク質を合成する．植物は太陽のエネルギーを利用して，仕事をすることができるのだ．

　一方，栄養素（燃料）を何らかの形で外から得なければ生命活動を継続することができない生物を**栄養従属生物**（heterotroph）と呼ぶ．ヒトは栄養従属生物である．ヒトは太陽のエネルギーを利用して栄養素を生み出すことができないので，植物が作った栄養素を取り入れてエネルギーを得て生きていくしかない．つまり，栄養に従属，すなわち依存している．ヒトは生きるために食べ続けなければならない．

　ヒトは食事として植物だけではなく，ウシやブタ，魚などの生物も食べるではないか，という問いがあるかもしれないが，それらの動物も食事により栄養素を取り入れている．それらの栄養素の元を辿って行くと，最終的には植物の光合成に行きつく．**地球上の動物の生命は光合成により支え**

られているといっても過言ではない．

　ヒトが毎日のエネルギーをどう得ていくのか，という深刻な問題を抱えている以上，このエネルギー問題については真剣に考えなくてはいけない．

❹ 刺激としての食事

　食べることで身体中が反応する．食品の3つの機能でいえば，3次機能である生理機能のことを指している（図3）．

　食べ物が口の中に入ると，唾液が出る．咀嚼して，嚥下をする．食道が動き，胃に到達する．胃酸が出る．神経系を通して脳に刺激が行く．食物が十二指腸へ行けば，胆嚢や膵臓が動き出し，小腸での吸収がはじまる．ヒトは食べた後に食物を細かく分解することで，カラダの中に栄養素を吸収する．この過程で様々な機能が使われる．ホルモンが分泌されたりする．やむを得ず吸収できなかったものは便として排泄する．

　栄養素が吸収されてからもカラダは忙しい．肝臓や膵臓の活躍によって，吸収した栄養素がカラダの各地でうまく利用できるように細かい調整が行われる．必要に応じて高分子化合物を再合成する．たとえば，グルコースを集めてグリコーゲンにしたり，アミノ酸を集めてタンパク質にしたりする．

　栄養素は全身の細胞に運ばれて細胞のエネルギー源や材料として使われる．新陳代謝の結果，不要になったものは，腎臓や汗腺を通して体外に排泄される．ヒトはこれを毎日繰り返している．

　上記の説明を読めば，食事をすることがヒトのカラダをいかに活性化させるかがよくわかる．**ヒトは食べることでカラダの活動を促進させる**．食べなければカラダの新陳代謝の回転が遅くなって，徐々に活気が出なくなる．

1次機能	栄養
2次機能	味・嗜好「美味しさ」
3次機能	生理機能

図3 ● 食品の3つの機能

病気になった人が元の生活に戻るためには，食事をしてカラダを再び活性化させなくていけない．ヒトのカラダは使わなければどんどんサビついてくる．食べることはリハビリテーションとしての役割も大きいのである．

❺ 潤滑油としての食事

　三大栄養素である糖質・脂質・タンパク質の役割は，主にカラダの材料・燃料の素材として，またカラダに対する好ましい刺激として使われることにあった．栄養素はこの他にもビタミン，ミネラル，食物繊維がある．これらの栄養素は，カラダが新陳代謝を行う際の潤滑油としての役割を果たしている．

　たとえば，ビタミンB1が欠乏すると，グルコースが解糖系によって生じたピルビン酸をアセチルCoAへ変換することがうまくできなくなる．ピルビン酸をアセチルCoAに変換できなければ，ミトコンドリア内で行われているクエン酸回路にピルビン酸は入ることができず，より多くのエネルギーを生み出すことができなくなる．

　ビタミンCが欠乏すると，ヒドロキシプロリンの合成に支障をきたす．これが欠乏すると組織間をつなぐコラーゲンや象牙質，骨の間充組織がうまく作れなくなり，結果として血管などへの損傷につながる．

　鉄が欠乏すれば赤血球がうまく作れず貧血になるし，亜鉛が欠乏すれば，さまざまな代謝がうまく進まなくなり，味覚障害や口内炎など多くの症状を認めるようになる．

　ミネラルのなかには，Na・K・Cl・Ca・P・Mgなどの電解質となるものも含まれており，これらの栄養素が足りなくなればカラダが健康な状態を保てないことはいうまでもない．

　重要なことは，ヒトのカラダは材料と燃料だけがあってもうまくいかないということだ．水と三大栄養素だけを補給していたからといって，カラダの正常な新陳代謝は保てない．**ビタミン，ミネラルという潤滑油があってこそ，ヒトのカラダは三大栄養素をうまく利用することができる**のだ．これは歯車に油をさすことによく似ている．歯車をうまく効率的に回すためには，潤滑油が必要なのである．

❻ 楽しみとしての食事

　燃料，材料，刺激，潤滑油としての食事は，ヒトが生きるために栄養素を補給するという側面を示している．しかし，ヒトが食べる理由はそれだけではないだろう．

　栃木県内で一緒にNST（栄養サポートチーム）の活動を普及・推進している江上聡先生は，現在のNSTが行っている栄養療法を**「栄養素療法」**と呼んで，警鐘を鳴らしている．ヒトが食べるのはただ栄養素を補給するためだけではない．食事の味を堪能したり，食べているときに窓から見える風景を楽しんだり，一緒に食べる人との会話を弾ませたりするものである，と．

　これは何も新しい話題ではない．古代ローマのギリシャ人著述家プルタルコスは，「我々が食卓につくのは，食べるためではない．一緒に食べるためである」と述べている[4]．食事することは，いつの時代もその国の文化と強い結びつきをみせてきた．栄養素だけに重きを置いた栄養療法は，食事の文化的な意義を取り払ってしまう．

　ヒトはただ生命活動を継続させるために生きているわけではなく，毎日行う食事を通して，日々の生きがいや楽しみを得ている．**この世から食事会や飲み会がなくなったら，人と人が親しくなる機会がもっと減ってしまうのではないだろうか．**単なる栄養素の補給を超えた食事の意義をいつも意識したい．

❼ 節目としての食事

　食事は一日を象徴する．朝・昼・夜は食事をすることによって強く意識される．窓も時計もなくいつも明るい病室に入院している人が，食事もせずに今の時間帯を感じるにはどうしたらいいのだろうか．どんな人でもそんな環境に置かれたら，時間の感覚が狂い，自分の置かれている状況が理解できなくなってくるだろう．

　また，ヒトのカラダは時間帯によりホルモンの分泌量が変わったり，新陳代謝の活動が変化したりする．ヒトの時間の感覚が狂ってしまうことは，思っているより健康に対する影響が大きい．

　食事をすることにより一日にメリハリをつける．食事をすることで心と

カラダに時間を意識させよう．

❽ ヒトが食べる理由をさらにみつける

このように「ヒトはなぜ食べるのか？」という問いを考えるだけでも奥が深い．栄養療法を行う際には，これらのすべての側面を考慮しながら行う必要がある．ここに書いていない「ヒトが食べる理由」を思いついたら，どんどん付け足していこう．それを繰り返すことによって自分なりの栄養療法を見つけ出すことができるだろう．

Point

- ヒトには食べなくてはならない理由がある
- 食べることでヒトのカラダに材料，燃料，潤滑油，刺激，楽しみ，節目を与えている
- さらに単なる栄養素療法を超えた食べる意義を提供していこう

参考文献

1）「Life : the Science of Biology」(David, E. S. et al., eds), W H Freeman & Co., 2013
2）「世界を変えた6つの飲み物」(トム・スタンデージ/著, 新井高嗣/訳), 合同出版, 2007
3）「Exercise Physiology, 7th edition」(William, D. et al., eds), Lippincott Williams & Wilkins, 2012
4）「食の歴史Ⅰ」(J-L・フランドン, M・モンタナーリ/編, 宮原信 他/訳), p128, 藤原書店, 2006

第2章 飢餓と栄養療法

2. 食べないとどうなりますか
～空腹と飢餓～

レジ 「ヒトが食べる理由を考えると，はっとしました」

しみず 「あまりに日常的だと考えないよね」

レジ 「あのときは燃料だけを補充していたなとか，色々と思い出しますね」

しみず 「江上先生の"今のNSTは栄養素療法だ"という指摘も覚えていた方がいいよ」

レジ 「そうですね．忘れないでおきたいです」

しみず 「ところで，そもそも飢餓と悪液質，侵襲は何が違っているんだろうか」

レジ 「食べないでいることと病気になることの違いということですよね」

しみず 「この辺で空腹と飢餓について詳しくやってみない？」

レジ 「空腹と飢餓ですか」

しみず 「空腹は特別なことではない．ヒトは一日中食べ続けているわけではないし，寝ている時は何も食べていないからね」

レジ 「空腹は日常的なものですね」

しみず 「空腹の延長上に飢餓があるんだけど，ヒトのカラダが飢餓になったときに，どんなふうにして対応しているんだろうか」

レジ 「確かによく理解していないですね」

❶ 空腹と飢餓の違い

　　　　病院では，ただでさえ悪液質や侵襲のような疾患を患う患者さんが数多く入院している．そうした人は放っておいても栄養状態が悪くなる．そのうえ，食欲不振や意識障害などが原因で食事量が低下したり，経口摂取が

表1 ● 空腹と飢餓の違い

空腹と飢餓	定義
空腹（fasting）	食後，短期間だけ食物がカラダに入ってこない状態
飢餓（starvation）	空腹が長く続いている状態

できなくなっていたら，さらに危機感をもって接しなくてはいけない．栄養の摂取不足，つまり，飢餓に陥る危険性があるからだ．

長期間続く空腹状態は飢餓と呼ばれる．英語では**空腹をfasting**と呼び，**飢餓をstarvation**と呼んで，その期間で区別して表現する（**表1**）．飢餓は低栄養状態に至る原因の1つであるが，医療従事者が注意していれば，基本的に飢餓を避けることは可能である．**患者さんを不必要な飢餓状態に陥らせないことが栄養療法の目的の1つだ**．

❷ ヒトのカラダは飢餓に強い

ヒトのカラダは基本的に飢餓に強い仕組みになっている．もともとヒトのカラダは，原始時代のような，いつ食事を食べられるかわからない環境のなかで生き抜くことを前提として設計されている．ヒトが生きてきた歴史を振り返れば，21世紀のように食べたいと思ったらいつでも食べ物が手に入る時代の方がむしろ異常である．

ヒトは多くの時間を空腹が継続する飢餓という状態にカラダを適応させて生きてきた．現代人でも寝ている時は数時間の空腹を経験し，カラダはその状態に反応し，うまく適応させながら朝を迎えている．短期的な空腹は日常的なものであり，特別なことではない．

ただし，長期的な空腹状態である飢餓は，少なくとも病気に苦しむ患者さんにとって好ましいものではない．以下，ヒトのカラダがどのように飢餓に適応しているかについて説明していく．

❸ 食後のヒトのカラダはどうなっているのか

飢餓状態でのカラダの反応をみる前に，まずヒトが食事をした後にカラダの中でどのような反応が行われているかを学んでいこう．

食事の役割として重要なのは，生命の活動を支えるエネルギーを得るこ

とである．ヒトのカラダが全くエネルギーを必要としない時間帯はないので，エネルギーをどう生み出すかは常に頭を悩ませる問題である．

　ヒトが食事をすると，水や糖質，タンパク質，脂質，ビタミン，ミネラル，食物繊維などの栄養素が口から入り，消化管を通り過ぎていく．この過程で食物は消化され，糖質はグルコースやフルクトース，ガラクトースなどの単糖類に，タンパク質はアミノ酸やジ・トリペプチドに，脂質は脂肪酸とモノグリセリドに分解され，それぞれカラダの中へ吸収されていく．

　グルコースはカラダのエネルギー源として中心的な役割を果たしている．食べることにより血糖値を上昇させ，カラダにグルコースを供給することが食事の1つの目的でもある．

　さて，食事が終わったヒトのカラダでは，何が起きているのだろうか．
　考えなくてはいけないことは，**食事をしない時間帯にカラダが必要とするエネルギーをどのように供給すればいいか**である．食事により得られる糖質にも限りがあるわけだから，延々とグルコースをエネルギー源として使い続ければ血糖値が下がり，血糖が低くなってしまう．

　低血糖はヒトのカラダとして何としても避けなくてはいけない状態である．脳などの中枢神経や赤血球は，何よりグルコースを主なエネルギー源として利用しているからだ．ヒトのカラダにとってグルコースが足りなくなることは，それこそ死活問題なのである．

❹ いかに血液中のグルコースを維持させるか

　実際にはグルコースだけでなく，アミノ酸や脂質もエネルギー源として使えるのだが，ヒトのカラダは常にグルコースそのものを必要とする．特に脳などの中枢神経や赤血球は，他の組織に比べるとはるかにグルコースへの依存度が高く，グルコースが足りなくなると細胞の活動がうまく回らなくなってしまう．健常者の血糖値が80〜110mg/dL程度に維持されている理由はここにある．低血糖で意識障害をきたすのは，脳が常にグルコースを必要としている証拠である．そこで，カラダが考えることは，**飢餓状態のときにいかに血液中のグルコースを維持させるか**，ということになる．

1）グリコーゲン・糖新生・ケトン体

空腹や飢餓のように食べない期間が続き，カラダの中のグルコースが足りなくなってきたら，まず，もともと肝臓や筋肉に貯蔵してある**グリコーゲンを分解**してグルコースの量を増やす．それでも足りなくなったら，ピルビン酸，乳酸，アミノ酸，グリセロール，プロピオン酸などからグルコースを生産する．このように，**糖質以外の物質からグルコースを作ることを糖新生（gluconeogenesis）**と呼ぶ．糖新生を行っても追いつかないようなときは，グルコースの代わりに**脂肪酸を酸化させてアセチルCoAからケトン体を生み出し**，エネルギー源として利用していく．生体内で利用されるケトン体とは，**アセト酢酸，β-ヒドロキシ酪酸，アセトン**を指す．

2）脳はグルコースの他にケトン体を利用する

脳は，使用するエネルギーの約20％をケトン体でまかなうことができるとされるが，残りはどうしてもグルコースが必要になる[1]．**血液脳関門（blood-brain barrier：BBB）は脂肪酸を通さない**ため，グルコースが足りなくなった場合，脳は血液脳関門を通過できるケトン体をエネルギー源として頼っていくことになる．

肥満のある3人のボランティアから得られたデータでは，飢餓が続いたときの脳がエネルギーの20％をはるかに超えてケトン体を利用していることを示した（**図1**）．このように脳は飢餓になると，ケトン体がなければ生き延びることができない．

3）赤血球はケトン体を利用できない

赤血球に至ってはミトコンドリアが存在せず，ケトン体の利用もできない．よって，グルコースがないとエネルギーが得られない．**ケトン体は肝のミトコンドリア内で作られ，肝以外の組織ではミトコンドリア内のクエン酸回路を利用してエネルギーを放出する**から，ミトコンドリアのない赤血球のような細胞はケトン体をエネルギー源として利用できない．

脳や赤血球のような生命活動の維持にかかわる重要な細胞が，どうしてそのエネルギー産生をグルコースに依存してしまうような作りになってしまったのかはよくわからないが，とにかくこれらの細胞にとってグルコースが必要な栄養素であることは疑いない．

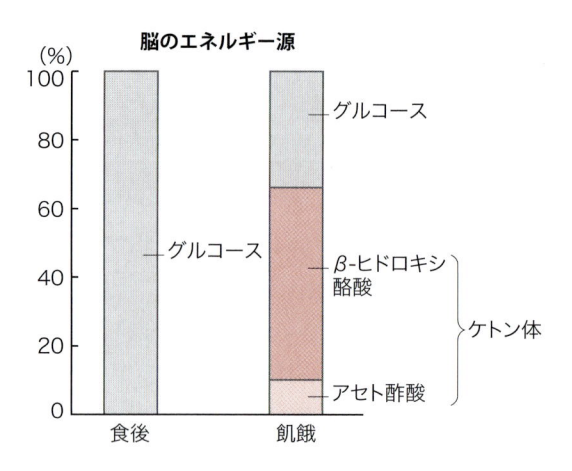

図1 ● 食後と飢餓時の脳のエネルギー源
文献2より引用

❺ ケトン体をみたらグルコースが足りないサイン

　このように，ヒトのカラダはいつもグルコースの濃度を維持するように働いている．そのためのグリコーゲンであり，糖新生なのである．そのうえで，空腹が長く続くような緊急事態では，脂肪酸由来のケトン体が助っ人として活躍する．

　図2は，飢餓が続いたときのケトン体と遊離脂肪酸の濃度の推移を示している．飢餓の期間が進むにつれて，β-ヒドロキシ酪酸の濃度が劇的に上昇しているのがわかる．ケトン体のなかでも，特にβ-ヒドロキシ酪酸が飢餓に敏感に反応して上昇するようだ．

　ケトン体の上昇は，飢餓の他に重症の糖尿病でもみられる．**糖尿病性ケトアシドーシスは，インスリン作用不足による高血糖がきっかけとなり，血液中にケトン体が増えすぎることでアシドーシスを生じる病態**だ．グルコースが血中にはたくさんあっても，インスリンが十分に作用せず，細胞内へうまく運ばれなければ，エネルギー源として利用できない状態に陥ってしまう．そのため，ヒトのカラダは仕方なく脂肪酸からたくさんのケトン体が作って，この状態に対応している．ケトン体が助っ人として活躍するとしても，その数が多すぎると血液が酸性になるという欠点がある．

　脳は基本的にはグルコースをエネルギー源として使っており，緊急事態

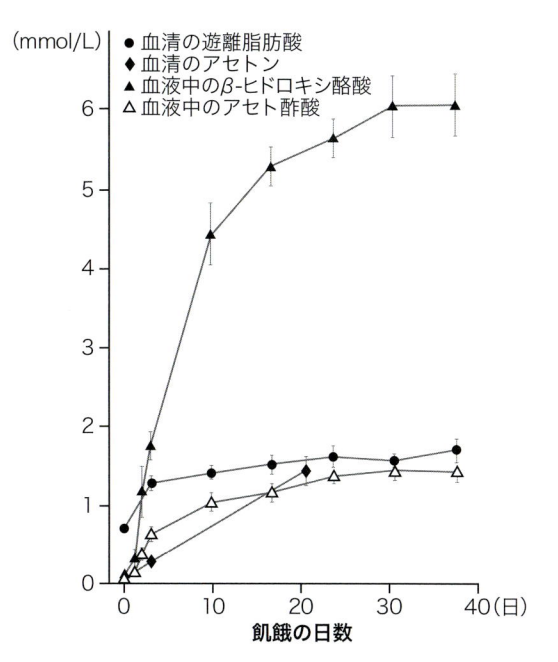

(mmol/L)
● 血清の遊離脂肪酸
◆ 血清のアセトン
▲ 血液中のβ-ヒドロキシ酪酸
△ 血液中のアセト酢酸

図2 ● 飢餓が続いたときのケトン体と遊離脂肪酸の濃度の推移
文献3 Figure 2 より引用

にはケトン体を代わりに使うようになる．ケトン体が増えるということは，グルコースが足りない，もしくは利用できていない，ということを示すサインであり，脳がケトン体を使うことにより，カラダ全体としてグルコースを温存しようとしているのである．

　入院中の患者さんの血中もしくは尿中にケトン体が認められるようなときは，飢餓に陥っていないか要注意だ．

❻ 糖質制限食と高ケトン血症

　さらに一歩進んだ内容であるが，最近，注目を集めている**糖質制限食**では日常的に血液中の総ケトン体の濃度が上昇する（第4章-1，**p124 memo** 参照）．脂質とタンパク質を十分に摂取していたとしても，糖質を過剰に制限した場合，高ケトン体血症となる．

急性疾患を患う入院患者に対して，短期間でも過度の糖質制限が安全であるかどうかは明らかではない．急性疾患を患う状態では，炎症反応・ストレス反応により，少なくともインスリン抵抗性を生じるので，グルコースの利用障害を認め，ケトン体が必要以上に多くなる可能性がある．

　現時点では，入院中の患者さんに対しては，ある程度の量の糖質を提供した方が安全ではないかと考えている．少なくとも急性期では高ケトン体血症を回避した方がよいだろう．しかし，糖質がどれくらいの量であれば安全なのかを明確な根拠をもって示すことはできない．今後の研究が待たれる領域である．

Point
- 空腹が長く続いているのが飢餓状態である
- 脳と赤血球はいつもグルコースを必要としている
- ケトン体をみたら飢餓に陥っていないかどうか確認しよう

参考文献
1)「Harpers Illustrated Biochemistry, 29th Edition」(Robert, K. M., et al. eds), p158, McGraw-Hill Medical, 2012
2) Owen, O. E. et al.: Liver and kidney metabolism during prolonged starvation. J Clin Invest., 48 : 574-583, 1969
3) Cahill, G. J.: Fuel metabolism in starvation. Annu Rev Nutr., 26 : 1-22, 2006

第2章 飢餓と栄養療法

3. カラダが血糖値を保つ仕組み

レジ「空腹と飢餓，グルコースとケトン体，奥が深いですね」

しみず「空腹と飢餓状態では，いかに血糖値を保つかということに尽きるんだね」

レジ「これまでは尿ケトン体が陽性でも軽く流していました．これからは気をつけます」

しみず「栄養療法ではグルコースだけが重要というわけではないけど，ヒトのカラダは血中のグルコースを維持することに四苦八苦していることは間違いないね」

レジ「そこが空腹と飢餓のキーポイントなんですね」

しみず「カラダが血糖値を保つ仕組みをもう少し詳しくみていこう」

レジ「グリコーゲンの分解や糖新生についてですね．ようやくその意味がわかってきましたよ」

❶ 余ったグルコースを貯金する　～グリコーゲン～

　血液中のグルコースを保つ仕組みをもう少し詳しくみていこう．

　グルコースを財布の中のお金だと考えると，食後の状態は，給料日もしくはボーナスも相まって，財布の中でお金があふれている状態だと考えることができる．嬉しいことであるが，財布の中がお金であふれていても実際には使いづらい．財布を持ち歩くとしたら，適度なお金が入っていればいい．余ったお金をどうするかといえば，多くの人は貯金することを考えるだろう．

　余ったグルコースをカラダはどうやって貯金しておくのか．その1つの形態が**グリコーゲン**（glycogen）である．**図1**にグルコースとグリコーゲンを示す．

A）グルコース

B）グリコーゲン

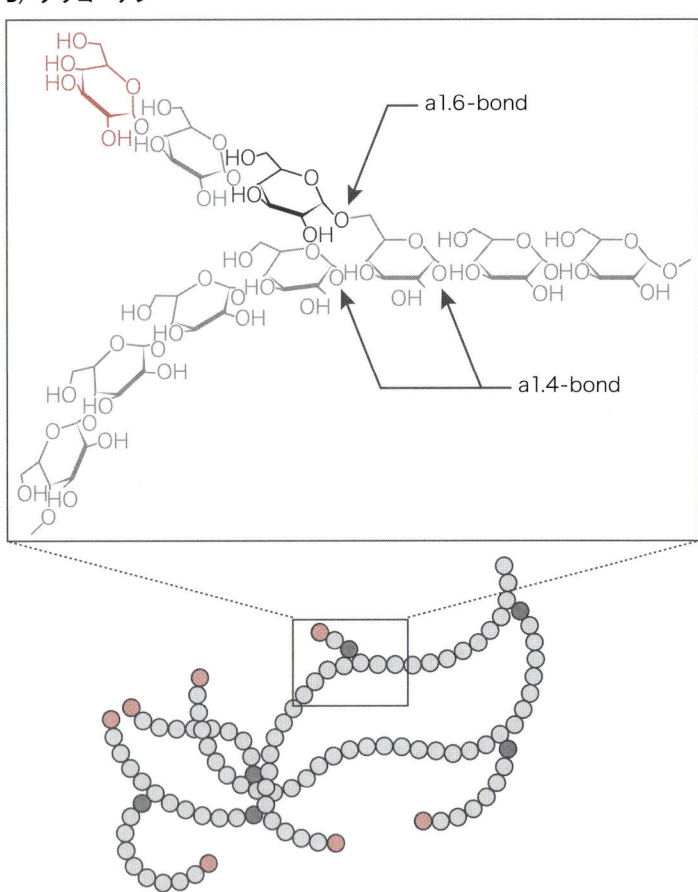

a1.6-bond

a1.4-bond

図1 ● グルコースとグリコーゲン
多数のグルコース分子がグリコシド結合によって重合し，枝分かれの非常に多い構造になった高分子

グリコーゲンは，多数のグルコース分子がグリコシド結合によって重合し，枝分かれの非常に多い構造になった高分子である．グリコーゲンは単純にグルコースがたくさんくっついたものだと思えばいい．**グリコーゲンは主に肝臓と骨格筋で合成される**．余剰になったグルコースをコンパクトにつなぎ合わせて貯蔵しておく意義がある．特に**肝臓のグリコーゲンは，空腹時に分解されて血液中にグルコースを提供する**．骨格筋のグリコーゲンは，骨格筋の細胞の中からグルコースとして外に出ることができない（**memo**参照）ので，他の組織にグルコースを提供することができない．**骨格筋で蓄えるグリコーゲンは，筋肉のためだけに使われる**ものなのである．

> **memo** 筋肉が血液中にグルコースを提供できない理由
>
> グルコース-6-リン酸をグルコースに変換する酵素である**グルコース-6-ホスファターゼが筋肉には存在しない**ため，筋肉はグリコーゲンをグルコースに変えることができない．
> グルコースは細胞に取り込まれると，直ちにリン酸化が起きてグルコース-6-リン酸に変換される．これは**グルコースが拡散して細胞内から出ていってしまうのを防ぐ**ためである．リン酸化により電荷が導入されるので，グルコース-6-リン酸は簡単に細胞膜を通過することができなくなる．
> ちなみに，**グルコース-6-ホスファターゼは主に肝臓・腎臓に存在している**．

❷ 脂肪として貯金する　〜トリグリセリド〜

その他のエネルギー源の貯金の形態として，脂質である**トリグリセリド（中性脂肪）**があげられる（**図2**）．**過剰なグルコースはグリコーゲンの他にもトリグリセリドとしてカラダの中に貯蔵することができる**．食事として得たグルコースの40％がトリグリセリドに変換される[1]という記述もあるくらいだ．一方，肝臓や筋肉にグリコーゲンとして貯蔵されるグルコースは10％に過ぎない．グルコースはグリコーゲンより脂肪の方に変えられやすいのである．

グルコースが脂質へ変換できることに驚くかもしれないが，元素レベルでみると，糖質であるグルコースと脂質は同じ酸素（O），炭素（C），水素（H）からできている．この2つの栄養素は，元素の比率が違っていたとしても材料は同じなので，組み替えることが可能なのである．

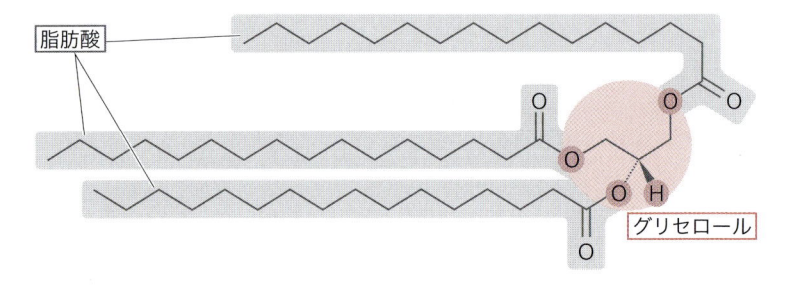

図2 ● トリグリセリド
1分子のグリセロールに3分子の脂肪酸がエステル結合した単純脂質

トリグリセリドは，グルコース解糖系の中間代謝物であるアセチルCoAから合成できる．そして，トリグリセリドの構成要素である脂肪酸は，ケトン体の材料でもある．

❸ タンパク質も貯金として使える

実はタンパク質（アミノ酸）もグルコースへ変換することが可能である．アミノ酸は元素レベルでいえば，酸素（O），炭素（C），水素（H），窒素（N）からできている．Nが余計だが，Nを抜いてしまえば，グルコースと使っている元素は同じである．つまり本質的には，筋肉を構成するタンパク質やアルブミンなどの血清タンパク質もカラダが使うエネルギーの貯金と考えることができる．
　三大栄養素である糖質・脂質・タンパク質は体内で相互変換が可能なのである．

❹ 貯蔵栄養のまとめ

このように，**ヒトのカラダは，食事を食べた直後から飢餓に備えて，吸収された栄養素の貯蔵栄養（表1）として蓄えている**のである．
　表2は，体重70kg健常人における体組成の割合とそれぞれの貯蔵エネルギー量を示している．**貯蔵栄養としては脂肪が群を抜いて多く存在し**，140,000kcalもある．理論上，78日，3カ月近く脂肪だけで生き延びられるというのは驚きである．実は**人体にとってタンパク質は脂肪組織の貯蔵**

表1● 貯蔵栄養の形態

栄養素	形態
糖質	グリコーゲン
脂質	トリグリセリド（1分子のグリセロール＋3分子の脂肪酸）
タンパク質	筋タンパク質，血清・内臓タンパク質など

表2● 健常人における体組成の割合と貯蔵エネルギー

組成成分	重量（kg）	エネルギー（kcal）	利用できる期間※（日）
体液およびミネラル	49.0	0	0
タンパク質	6.0	24,000	13.0
グリコーゲン	0.2	800	0.4
脂肪	15.0	140,000	78.0
計	70.2	164,800	91.4

※ 表の右段は安静時の消費エネルギーが1,800kcal/日だったときに利用できる日数
（文献2より引用）

脂質に次いで2番目に大きなエネルギー貯蔵源なのである．糖質の貯蔵栄養であるグリコーゲンは全部で800kcal程度しかなく，これだけでは1日ももたない．ヒトのカラダはいつも血中のグルコースを保たないといけないのに，糖質であるグリコーゲンが少ないというのは，何とも皮肉な話である．

ちなみに，貯蔵栄養のなかでタンパク質は，エネルギー源としてではなく，カラダを作る材料として重要な栄養素だ．だから，**できればタンパク質はエネルギー源として利用したくはない**．およそ30％以上のカラダのタンパク質が失われると，呼吸筋などの筋力や免疫能，各臓器の機能が低下し，究極的には死に至る．これを**窒素死**（nitrogen death）と呼ぶ．タンパク質をエネルギーとして使いたくないのは，それが死に直結するからなのである．

しかし，飢餓のときはそうもいっていられない．グルコースの血中濃度が低下することは命にかかわるので，飢餓状態ではカラダが少し脆くなったとしても，アミノ酸を使ってでもグルコースを得ることも考えなくてはいけない状況となる．

❺ 貯金を下ろす　〜グリコーゲンの分解，糖新生〜

　食後に貯めておいた貯金を空腹や飢餓のときに使うときにはどうするのか．

　図3は飢餓のエネルギー代謝を知るうえで重要な図であり，栄養療法を行うならば必ず頭の中に叩きこんでおきたい．**飢餓が続いたヒトのカラダは，脳と赤血球にグルコースを供給するために，肝臓・腎・脂肪組織・筋肉を動員して，複雑な代謝を行っている．**

1）グルコース生産工場　〜肝臓と腎臓〜

　飢餓時にグルコースを生み出すのは，主に肝臓と腎臓の役割である．脂肪組織や筋肉は直接グルコースを生み出すわけではなく，その材料となるグリセロールやアラニン，グルタミンなどのアミノ酸を肝臓や腎臓に提供している．

　飢餓時の腎臓は，新しいグルコースのおよそ5分の2を生み出す．残りの5分の3のグルコースは肝臓で作られる．肝臓から生み出されるグルコースの起源は主に4つある（**表3**）．

　肝臓のグリコーゲンは，基本的に2〜3日間の飢餓により枯渇してしまう．数週間の飢餓が続くと，ヒトのカラダはグリコーゲン以外の貯蔵栄養から1日におよそ80gのグルコースを作るようになる．約10〜11gはケトン体から，35〜40gは乳酸とピルビン酸から，20gは脂肪由来のグリセロールから，残りの15〜20gはタンパク質由来のアミノ酸，主にアラニンからグルコースを生み出している．

　肝臓や腎臓はグルコースを生み出すために，自らは脂肪酸を使ってエネルギーを得ている．グルコースを脳や赤血球のために使わないでとっておくのに，肝臓と腎臓は涙ぐましい努力をしているわけだ．

2）筋肉・赤血球・脂肪組織は何をしているか

　筋肉は筋グリコーゲンを使い果たしたあと，脂肪酸をエネルギー源として使いながら自らを分解し，アラニンやグルタミンなどのアミノ酸を血中に送り出す．**アラニンは主に肝臓と腎臓で，グルタミンは腎臓でグルコースに作り変えられる．**

　赤血球は，解糖系の代謝産物である乳酸やピルビン酸を肝臓へ送り出し，グルコースに戻してもらう．これを**コリ回路（Cori cycle）**という．乳

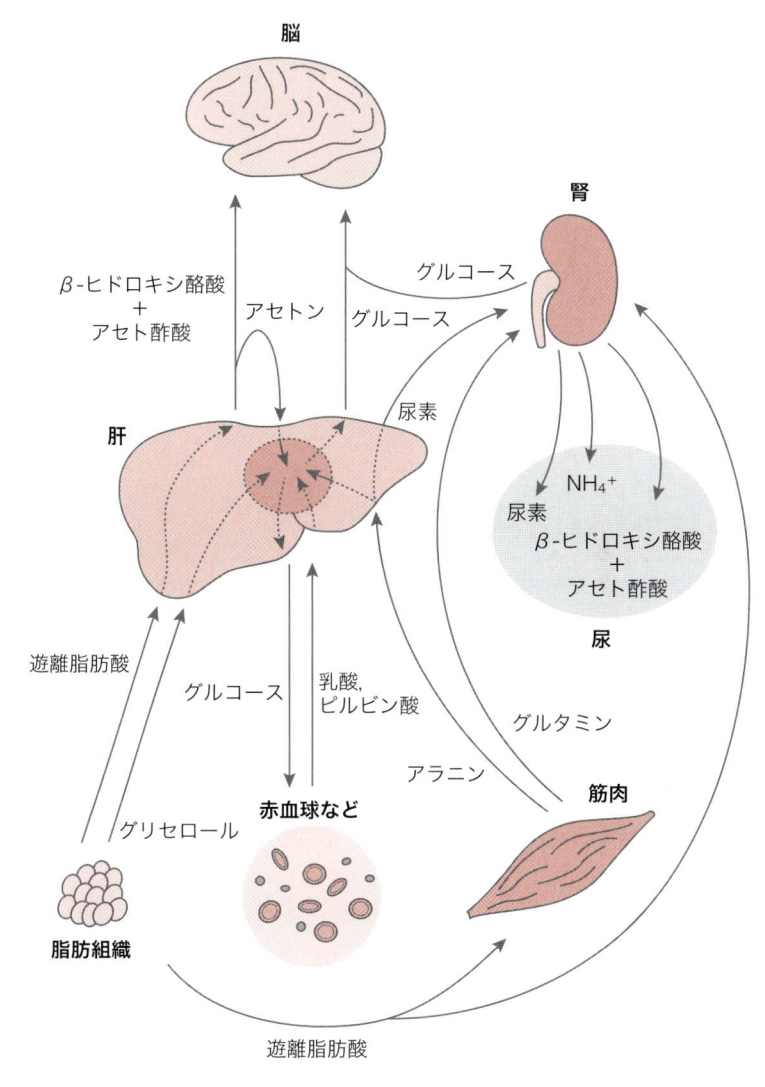

図3 ● 飢餓時のエネルギー代謝の全体像
文献3 Figure 4より引用

酸とピルビン酸のリサイクル経路と覚えればいい．
　脂肪組織は，脂質を分解し，遊離脂肪酸は全身へ，グリセロールは肝臓へ運ばれる．脂肪酸は，肝臓でβ酸化によりエネルギー源として利用され，

表3 ● 飢餓時に肝臓が生み出すグルコースの起源

起源	産生法
グリコーゲン	飢餓時にはほとんど枯渇している
アラニン	主に筋肉のタンパク質分解による
乳酸とピルビン酸（赤血球や腎実質由来）	コリ回路
グリセロール	脂肪細胞での脂肪分解による
ケトン体	脂肪酸のβ酸化を経て，肝臓のミトコンドリア内で産生

一部はケトン体に作り変えられる．ケトン体は脳などでエネルギー源として利用される．グリセロールはグルコースに作り変えられ，血糖値の維持をサポートする．

❻ 筋肉は休むことを許される

　このなかで，飢餓が続いたときに休むことが許されるのは筋肉である．これが健康な人においての飢餓への適応だ．ケトン体の濃度が高まるにつれ，筋肉を含むカラダを構成するタンパク質の分解は抑制される．詳しいメカニズムは不明とされているが，どうやらケトン体のなかでもβ-ヒドロキシ酪酸がタンパク質を温存する効果を備えているらしい．

　肝心なのは，**健康な人が飢餓に陥ったとしても，カラダは飢餓に適応してタンパク質が一気に損なわれるのを防ごうとする**，ということだ．病気を患っていない人が飢餓に陥ったとしても，水分さえある程度摂取できていれば，窒素死を避けるべくタンパク質を温存するようにカラダが反応していく．だから，健康な人は飢餓に強い．カラダが飢餓に慣れていく．すべての臓器が連携して，タンパク質を守ろうとするのだ（図4）．

❼ 食後から空腹，飢餓の間にある5つの段階

　図5は，これまでのまとめとして，食後から安定した長期の飢餓の間にある5つの段階について示したものである．**空腹から飢餓にかけて血液中のグルコースの濃度を保つには，食事，グリコーゲンの分解，肝や腎における糖新生がその役割を果たしている**．

　細かい内容ではあるが，図3と図5を覚えておくことで，飢餓への理

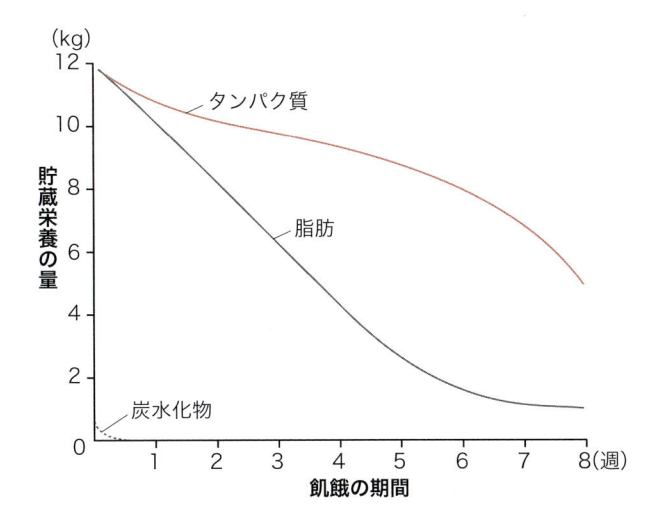

図4 ● 飢餓におけるタンパク質の温存現象
文献4 p852 Figure 71-3より引用

解，危機意識を高めることができる．何度も読み返して，是非ともマスターしよう．

Point

- 飢餓が続いたカラダは，肝臓・腎臓・脂肪組織・筋肉を動員して複雑な代謝を行っている
- 健康な人が飢餓になっても，タンパク質が一気に損なわれるのを防ごうとする
- 飢餓への理解，危機意識を高めよう

参考文献

1)「Principles of Anatomy & Physiology, 13th Edition」(Gerard, J. T. & Bryan, D.), pp1044, John Wiley & Sons, 2011
2) Cahill, G. J. : Starvation in man. N Engl J Med., 282 : 668-675, 1970
3) Cahill, G. J.: Fuel metabolism in starvation. Annu Rev Nutr., 26 : 1-22, 2006
4)「Guyton and Hall Textbook of Medical Physiology, 12th edition」(John, E. H.), Saunders, 2010

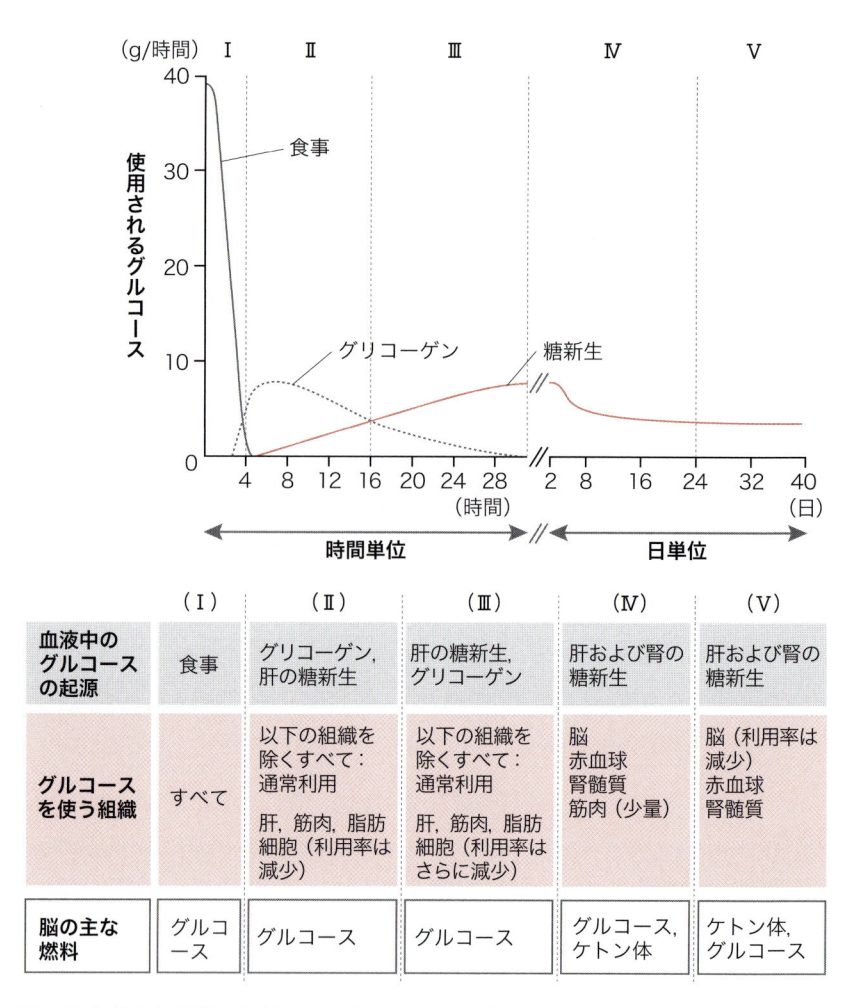

	(Ⅰ)	(Ⅱ)	(Ⅲ)	(Ⅳ)	(Ⅴ)
血液中の グルコース の起源	食事	グリコーゲン, 肝の糖新生	肝の糖新生, グリコーゲン	肝および腎の 糖新生	肝および腎の 糖新生
グルコース を使う組織	すべて	以下の組織を 除くすべて： 通常利用 肝, 筋肉, 脂肪 細胞（利用率は 減少）	以下の組織を 除くすべて： 通常利用 肝, 筋肉, 脂肪 細胞（利用率は さらに減少）	脳 赤血球 腎髄質 筋肉（少量）	脳（利用率は 減少） 赤血球 腎髄質
脳の主な 燃料	グルコース	グルコース	グルコース	グルコース, ケトン体	ケトン体, グルコース

図5 ● 安定した長期の飢餓の間にある5つの段階
　文献5より引用

5） Ruderman, N. B. et al.：Gluconeogenesis and its disorders in man.「In Gluconeogenesis: Its Regulation in Mammalian Species」(Hanson, R. W. & Mehlman, M. A. eds), p515–530, Wiley, 1976

第2章 飢餓と栄養療法

4. 病院における低栄養の解決が難しい理由

レジ「飢餓に対するカラダの反応は難しいですけど，うまくできていますね」

しみず「多くの代謝物が出てきて混乱するかもしれないけど，カラダがこれだけ多くの代謝物をうまく利用して，バランスをとりながら飢餓に適応していく仕組みはすばらしいと思うよ」

レジ「覚えるのは大変ですけどね」

しみず「一度に覚える必要はなくて，何度も眺めていれば，いつか身につくよ」

レジ「頑張ります」

しみず「それで，どうしてこんな複雑な飢餓の適応を勉強したかといえば，この先の話をしたいからなんだ」

レジ「先の話？」

しみず「そうそう，健康な人は飢餓に強い．だけど，病気なったらどうなんだろうと」

レジ「病気になったら…か」

しみず「単なる飢餓なら人はある程度耐えられる．けれど，そこに病気が加わると，途端に話が変わってくるわけよ」

レジ「そうか…そういうことなんですね」

❶ 21世紀という時代に飢餓が問題となる理由

これまで空腹と飢餓について詳しくみてきた．ヒトのカラダはいつ次の食事が食べられるのかわからない時代を生き抜いてきたので，飢餓に対するカラダの反応は複雑でありながら，非常に精密に成り立っており，結果としてヒトは飢餓に強くなっている．

栄養不良の原因2010の1つである飢餓は，単純な話であるが，きちん

表1 ● 経口摂取が中止となる要因

意識障害
嚥下障害：脳卒中後遺症，認知症など
口腔内の問題：齲歯，不適切な義歯の使用，舌炎・口内炎など
消化器症状：食欲不振，嘔気・嘔吐，下痢，便秘，腹痛
経口摂取，経腸栄養ができない消化管疾患（腸閉塞，腹膜炎，腸管虚血など）
治療のための鎮静
呼吸不全：酸素投与，人工呼吸管理
循環不全：ショック

と食事を摂っていれば起きることがない．飽食の時代と呼ばれる21世紀，特に先進諸国の医療施設において，飢餓が問題になるのは不思議である．ところが，病院では飢餓による栄養不良が今でも現実的な問題となる．これには理由がある．

❷ 経口摂取ができなくなる入院患者

　基本的に入院中の患者さんは，さまざまな理由から経口摂取が中止となることが多い（表1）．

　経口摂取を中止とする場合，何らかの形で栄養を提供しなくてはいけない．これが，栄養素を何らかの形で外から得なければ生命活動を継続することができない栄養従属生物であるヒトに医療を提供する際の1つの制約である．病気を患う人は，何らかの理由により食事量が低下し，場合によっては経口摂取ができなくなり，病気が治るまでの間は医療従事者に自分の栄養を託すことになる．

　このとき，医療従事者が栄養について十分な関心を払わなければ，病院における飢餓という悪魔が顔を出す．**病院における飢餓は医療従事者の心がけ次第で防ぐことができる**．これは何度強調してもいいくらい重要なことだ．

❸ 適切な強制栄養を行う難しさ

　患者さんの栄養を託された医療従事者は，経腸栄養や静脈栄養を駆使して，患者さんが飢餓に陥らないように苦心する．しかし，自発的な栄養の

表2 ● 静脈栄養・経腸栄養に伴う合併症

原因	合併症
カテーテル関連合併症 （主に中心静脈栄養）	血栓，空気塞栓，カテーテル関連敗血症，カテーテル位置異常，穿刺部皮膚壊死・感染，皮膚腫脹
消化器系合併症 （主に経腸栄養）	嘔気・嘔吐，下痢，便秘，腹部膨満
代謝性合併症	水分過剰投与，脱水 高血糖，高浸透圧性昏睡，低血糖 高尿素窒素血症，高アンモニア血症，必須脂肪酸欠乏症 ビタミン・微量元素欠乏症，電解質異常 過栄養による体重増加，リフィーディング・シンドローム
その他の感染症 （主に経腸栄養）	誤嚥性肺炎，腸内細菌汚染

文献1を参考に作成

摂取ではないので，適切な栄養を提供するのは難しい．医療従事者が自発的に十分な食事が摂れなくなった患者さんに行う栄養は，すべて強制栄養である．**経腸栄養，静脈栄養などの強制栄養の問題点は，現在のカラダの状態に合わせた栄養を提供するのが難しい**ということである．経腸栄養，静脈栄養に伴う多くの合併症をみても，強制栄養の難しさを物語っている（**表2**）．

❹ 改めて注目したいリフィーディング・シンドローム

特に改めて注目したいのは，**リフィーディング・シンドローム**（refeeding syndrome）である．リフィーディング・シンドロームとは，栄養不良の状態が長期間続いていた患者さんに対して，急激に高エネルギーの栄養療法を行った場合，低リン血症，低マグネシウム血症，低カリウム血症をきたし，発熱，痙攣，意識障害，心不全，呼吸不全などを認める症候群である．中心静脈栄養を施行するときに特に注意が必要だ．

リフィーディング・シンドロームは，飢餓に適応してなるべく栄養素を使わないようにおとなしくしているカラダに急激に大量の栄養素が入ることによって起きるものだ．**カラダの精密な飢餓への適応を全く無視した栄養療法がもたらす悲惨な病態**である．

英国NICE診療ガイドライン[2]によるリフィーディング・シンドローム

表3 ● リフィーディング・シンドロームの高リスク患者の判断基準

以下の1項目以上を有する
・BMIが16kg/m²未満 ・過去3～6カ月で15%以上の意図しない体重減少 ・10日間以上の経口摂取量の減少あるいは絶食 ・栄養療法を開始する前の血清K・P・Mg低値
以下の2項目以上を有する
・BMIが18.5kg/m²未満 ・過去3～6カ月で10%以上の意図しない体重減少 ・5日間以上の経口摂取量の減少あるいは絶食 ・アルコール依存の既往，またはインスリン，化学療法，制酸薬，利尿薬を含む薬剤の使用歴

文献2より引用

の高リスク患者の判断基準を**表3**に示す．BMIが16kg/m²未満，10日間以上の経口摂取量の減少あるいは絶食では，それが該当するだけで，リフィーディング・シンドロームの高リスク群となる．**目の前の患者さんが低体重と長期間の絶食の組み合わせになっているのをみたときに，慌てて高エネルギーの強制栄養は行わないように注意したい．**

具体的には，高リスク患者では初期投与のエネルギーを制限し，必要なビタミンやミネラルが不足しないように投与する．投与エネルギー量としては**現体重×10kcal/kg/日（重症では5kcal/kg/日）**から開始し，慎重なモニタリング（血清K・P・Mg，心不全徴候の有無など）を行いながら，100～200kcal/日ずつ増量していく．1週間以上をかけて目標量（25～30kcal/kg/日）まで増やす．この際の目標量は，低体重（BMIが19kg/m²未満：MNA®の基準）が存在する場合，標準体重でなく現体重に基づいて計算する[3]．

❺ 臓器不全という問題

もう一度，飢餓時のエネルギー代謝の全体像（第2章-3図3）をみてみよう．この図は本当に重要なので，何度もみて覚えてほしい．強調したいのは，**飢餓への適応はカラダ全体で行われている**，ということである．つまり，ヒトのカラダが飢餓に強くなれるのは，肝臓・腎臓・脂肪組織・筋肉などが健全に働いているときに限られる，ということだ．

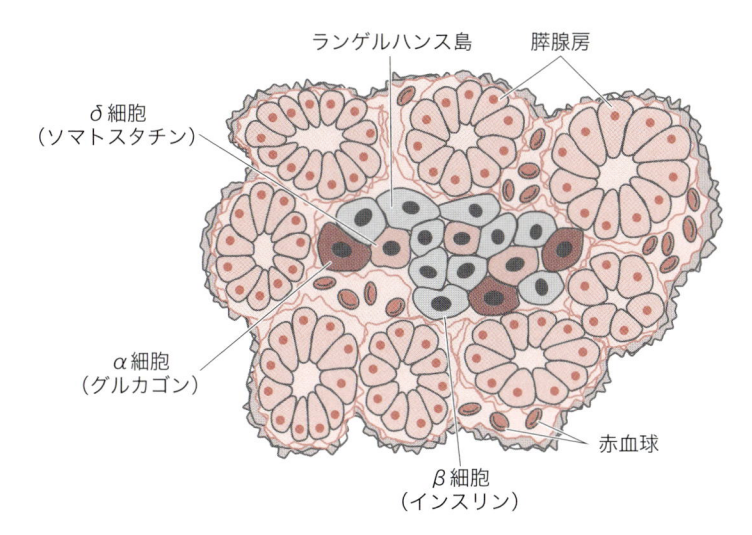

図1 ● 膵臓の構造
文献4 p939 Figure 78-1 より引用

　肝不全・腎不全があれば，グリコーゲン分解や糖新生がうまく行かなくなり，グルコースをうまく作れなくなる．脂肪組織が少なければ，脂肪酸やグリセロールなどの栄養基質を肝臓・腎臓へ十分に供給できない．筋肉が萎縮していれば，日常生活動作は低下するし，緊急事態のときにアラニンやグルタミンなどのアミノ酸を肝臓・腎臓へ供給できない．

　第2章-3図3には示されていないが，膵臓・心臓・肺の機能も飢餓の適応にかかわってくる．

　膵臓はランゲルハンス島のα細胞・β細胞から，グルカゴン・インスリンを分泌している（図1）．グルカゴンはグリコーゲンや中性脂肪，筋タンパク質の分解を促し，糖新生を活発化して，血糖値を上げるように作用する．一方，インスリンはグルコースを細胞内に取り込み，血糖値を下げると同時に，グリコーゲンや中性脂肪，筋タンパク質の合成を促進し，食べたものをカラダの中に貯蔵していく．糖尿病や慢性膵炎などで膵臓の機能が衰えると，当然，インスリンやグルカゴンが果たす役割に障害が出てくる．

　膵臓は内分泌臓器（グルカゴン，インスリン，ソマトスタチン）であり，外分泌臓器（水消化酵素）でもある．消化・吸収と代謝を行ううえで，重要な役割を果たしている．

表4 ● 飢餓への適応を障害する臓器不全

肝不全
腎不全
脂肪組織の減少（低体重）
筋肉量の減少（サルコペニア）
糖尿病（耐糖能異常：インスリン・グルカゴン作用不全）
慢性膵炎
慢性心不全
慢性閉塞性肺疾患（COPD）

　心臓と肺は，空気中から酸素を取り込み，血液中のヘモグロビンに乗せて全身の細胞へ送る．**酸素はグルコースを効率よくエネルギーに変えるときに必要となる**ものだ．十分な酸素がなければ，ピルビン酸をアセチルCoAに変換することができず，代わりに乳酸になるしかない（**番外編参照**）．アセチルCoAでなければクエン酸回路，それに続く電子伝達系を利用できないので，エネルギーの産生は滞ってしまう．

　心不全や慢性閉塞性肺疾患（chronic obstructive pulmonary disease：COPD）のような呼吸不全でも，細胞への酸素の供給が滞り，やはりエネルギー産生に障害が出る．

　このように，**どの臓器の機能が障害されても，飢餓への適応が妨げられる**のである．表4をみればわかるが，臓器不全が慢性化すると，悪液質へ進んでいく．全身の代謝がうまく回らなくなることが臓器不全が悪液質をもたらす理由の1つである．

❻ 全身の炎症反応が飢餓への適応を妨げる

　そして，最後に登場するのが炎症である．炎症は飢餓への正常な適応を妨げる．悪液質や侵襲が栄養不良になりやすい理由がここにある．つまり，**全身の炎症反応を伴っている人は飢餓に弱い状態となっている**のだ．

　表5がまとめになる．病気になると，飢餓に強いはずの人間が飢餓に弱くなってしまい，栄養状態が悪くなりやすい理由がよくわかるだろう．

　そこで，これらの情報を加えていこう．今回加える情報は単なる事実の羅列ではなく，患者さんの状態の評価をしているので，これまでの情報にも評価を記載していく．

表5● 入院している人の栄養状態が問題となりやすい理由

食事量の低下（食欲不振，嘔気・嘔吐，下痢）
経口摂取ができない状態になりやすい
強制栄養
リフィーディング・シンドロームをきたすリスクが高い
臓器不全
全身の炎症反応

67歳，男性
身長 170cm，体重 50kg，BMI 17.3kg/m²，標準体重 63.58kg
BMI<19 kg/m²（低体重）
体重の変化：低下傾向（3カ月前：53kg）

・入院のきっかけとなった疾患：右下肺野肺炎
　　身体所見，年齢による肺炎の重症度分類（A-DROPシステム）
　　男性70歳以上，女性75歳以上：該当せず
　　BUN 21mg/dL以上または脱水：あり
　　SpO$_2$ 90％以下（PaO2 60Torr以下）：あり
　　意識障害：なし
　　血圧（収縮期）90mmHg以下：なし
　　重症度判定：中等症
・悪液質の原因となる慢性疾患：関節リウマチ，腎不全が慢性的かどうかは不明
・手術の予定：なし
・意識レベル：清明（GCS：E4V5M6）

【バイタルサイン】
　体温 38.8℃，血圧 138/64mmHg，脈拍数 118回/分，
　呼吸数 26回/分，SpO$_2$（room air）89％

【血液検査】
　白血球数 14,700/μL，CRP 12.5mg/dL，Hb 13.8g/dL，Ht 48.4％，
　TP 6.2g/dL，Alb 3.0g/dL，BUN 38.7mg/dL，Cre 2.3mg/dL，
　Na 142mEq/L，K 4.2mEq/L，Cl 110 mEq/L，Glu 218mg/dL，
　HbA1c（NGSP）7.1％，尿アセトン（1＋）

【動脈血ガス分析（room air）】
　pH 7.41，$PaCO_2$ 37.5mmHg，PaO_2 57.2mmHg，HCO_3 24mmol/L，SaO_2 87％

【経口摂取の阻害因子の評価】
　・経口摂取：可能
　・経口摂取の阻害因子
　・嚥下障害：なし
　・口腔内の問題：口内炎あり
　・消化器症状（食欲不振：あり，嘔気：あり，嘔吐：なし，下痢：なし，便秘：なし，腹痛：なし）
　・腸閉塞，腹膜炎，腸管虚血：なし
　・意識障害：なし，
　・治療のための鎮静：なし
　・呼吸不全〔酸素投与：あり（鼻カヌラ 3L/分），人工呼吸管理：なし〕
　・ショック：なし

【強制栄養の必要性】
　・水分補給のために補液は施行する
　・経口摂取量の程度を見ながら，必要に応じて末梢静脈栄養を行う
　・強制栄養を始める際はリフィーディング・シンドロームに注意する

【臓器不全】
　・肝不全：なし
　・腎不全：あり，急性腎不全の可能性もある
　・脂肪組織の減少（低体重）：あり
　・筋肉量の減少（サルコペニア）：あり
　・糖尿病（耐糖能異常：インスリン作用不全）：あり
　・慢性膵炎：なし
　・慢性心不全：なし
　・慢性閉塞性肺疾患（COPD）：なし

【全身の炎症反応】
　・SIRS（全身性炎症反応症候群）：基準を満たす（4項目）
　・高CRP血症：あり

ここまで詳細な情報を診療録に書くことはあまりないが，本気で栄養療法を成功させようと考えたら，これらすべての情報を見落とさないようにしたい．

　この患者さんの場合，入院のきっかけとなった疾患である肺炎が重症ではなくても，悪液質の原因となる関節リウマチが既往にある．経口摂取の阻害因子があり，経過によっては強制栄養を行う可能性がある．腎不全，脂肪・筋肉の減少，糖尿病などの臓器不全があり，全身の炎症反応を認めるため，極めて飢餓に弱い状態である．短期間でも栄養の摂取不足があれば，栄養状態がさらに悪化してしまう可能性が高い．すでにグルコースの不足もしくは利用障害の兆候として尿アセトンが陽性となっている．

　一見すると，これまでの情報収集，栄養療法とは何も関係ないようにみえる．患者さんの状態を丁寧に把握しているだけである．しかし，これらの情報収集をきちんと行うことが，栄養療法を成功させるためには極めて重要なのである．

Point

- 病院における飢餓は医療従事者の心がけ次第で防げる
- 適切な強制栄養を行うのは非常に難しい
- 臓器不全や全身の炎症反応が飢餓への正常な適応を妨げる

参考文献

1)「やさしく学ぶための輸液・栄養の第一歩 第3版」（日本静脈経腸栄養学会/編），p220-221, 276, 大塚製薬, 2012
2) Nutrition support in adults: oral nutrition support, enteral tube feeding and parenteral nutrition. : Clinical Guideline CG32（National Institute for Health and Clinical Excellence），2006
3) 中屋豊 他：リフィーディング症候群．四国医学雑誌，68巻1，2号：23-28, 2012
4)「Guyton and Hall Textbook of Medical Physiology, 12th edition」（John, E. H.），Saunders, 2010

第2章 章末問題

Q1 ヒトが食べる理由を少なくとも6つ示せ．

Q2 生命体の中でみられる物質で最も割合が多いものは何か．

Q3 独立栄養生物と栄養従属生物の違いを説明せよ．

Q4 空腹と飢餓の違いを説明せよ．

Q5 絶えずグルコースをエネルギー源として必要としている臓器は何か．

Q6 飢餓のとき（正確にはグルコースが足りないとき），ヒトのカラダはグルコースの代わりに何をエネルギー源として利用しようとするか．

Q7 貯蔵栄養を少なくとも3つあげよ．

Q8 筋肉が血液中にグルコースを提供できない理由を述べよ．

Q9 飢餓のときに肝臓が生み出すグルコースの材料を6つあげよ．

Q10 正常な飢餓の適応において，糖質・脂質・タンパク質の貯蔵栄養のなかで休むことを許されるのはどれか．

Q11 入院中の患者さんで経口摂取が中止となる理由をあげよ．

Q12 経管栄養や静脈栄養など強制栄養の問題点は何か．

Q13 以下の項目の中で，1つでも該当すれば，リフィーディング・シンドロームの高リスク群になるものはどれか．

　①BMIが16kg/m² 未満

　②過去3～6カ月で10％以上の意図しない体重減少

　③5日間以上の経口摂取量の減少あるいは絶食

　④栄養療法を開始する前の血清K・P・Mg定値

Q14 ヒトのカラダ飢餓に強くなるには，どのような条件が必要か．

Q15 膵臓が分泌するホルモンであるグルカゴンとインスリンの作用を説明せよ．

Q16 入院している人の栄養状態が問題となりやすい理由について少なくとも6つあげよ．

解答と解説

A 1 →第2章-1 表1参照

A 2 水．およそ70％．→第2章-1 図1参照

A 3 独立栄養生物は，無機化合物や光をエネルギー源として活動している．独立栄養生物である植物は，光合成を行い，太陽の光をエネルギー源として，体内でグルコースや脂質，タンパク質などの栄養素を生み出している．一方，栄養従属生物は，栄養素（燃料）を何らかの形で外から得なければ生命活動を継続することができない．→第2章-1 ❸参照

A 4 空腹（fasting）：食後，短期間だけ食物がカラダに入ってこない状態
飢餓（starvation）：空腹が長く続いている状態
→第2章-2 表1参照

A 5 脳などの中枢神経と赤血球．特に赤血球はミトコンドリアを欠いているため，ケトン体をエネルギー源として利用できず，グルコースへの依存度が高い．→第2章-2 ❹参照

A 6 ケトン体（アセトン，アセト酢酸，β-ヒドロキシ酪酸）．特に脳はケトン体を利用する．→第2章-2 ❹参照

A 7 グリコーゲン，トリグリセリド，筋タンパク質など．→第2章-3 表1参照

A 8 グルコース-6-リン酸をグルコースに変換する酵素であるグルコース-6-ホスファターゼが筋肉には存在しないため，筋肉はグリコーゲンをグルコースに変えることができない．
グルコース-6-ホスファターゼは主に肝臓，腎臓に存在している．このため，グルコースを全身に提供するにおける主力の臓器は肝臓と腎臓ということになる．肝硬変や慢性腎不全で低血糖をきたしやすいのはグルコースを生み出す能力が低下するからである．→第2章-3 memo参照

A9 グリコーゲン，アラニン，乳酸，ピルビン酸，グリセロール，ケトン体．肝臓はさまざまな材料からグルコースを生み出すことができる．
→第2章-3 表3参照

A10 タンパク質．詳細は不明だが，ケトン体であるβ-ヒドロキシ酪酸がタンパク質を温存する効果を備えているようだ． →第2章-3 ❻参照

A11 →第2章-4 表1参照

A12 →第2章-4 表2参照　患者さんの現在のカラダの状態に合わせた栄養を提供するのが難しい．

A13 ①と④．低体重，体重減少，長期間の絶食では，栄養療法をはじめる前に血清K・P・Mgの値を確認しておきたい．
→第2章-4 表3参照

A14 炎症反応などを認めず，肝臓，腎臓，脂肪組織，筋肉，膵臓，心臓，肺など全身の臓器が健全に働いているとき．このため，いずれかの臓器不全を認めると，カラダの正常の代謝に障害を受け，栄養療法が十分に力を発揮できなくなる可能性が出てくる． →第2章-4 ❺❻参照

A15 ①グルカゴンはグリコーゲンや中性脂肪，筋タンパク質の分解を促し，糖新生を活発化して，血糖値を上げるように作用する．
②インスリンはグルコースを細胞内に取り込み，血糖値を下げると同時に，グリコーゲンや中性脂肪，筋タンパク質の合成を促進し，食べたものをカラダの中に貯蔵していく．
→第2章-4 ❺参照

A16 →第2章-4 表5参照

Column 2

打ちやすいボールを投げてくれない現実の患者さんたち

　栄養療法を学び実践していくと，栄養療法の入門書でだけでは対応できないケースに遭遇する．おそらく学びはじめてそれほど間を置かずに遭遇するのではないだろうか．机の上で入門書を開いて勉強して，「よし，これで栄養療法はバッチリだ」と張り切って病棟に行き，改めて自分が担当している患者さんの状態をみてみると，入門書に書いてあったことだけでは対応できないことを知る．

　実際に栄養療法を施行しなくてはいけない患者さんは，野球に例えるなら，打ちやすいボールを投げてはくれない．タイミングを合わせやすく，スピードがちょうどよい，何も変化をしないストレートがど真ん中へ．そんなホームランボールを投げてくれる患者さんは誰一人としていないのだ．誰もが打ちにくいボールを投げてくる．コースが外角低め，ストライクゾーンのギリギリであったり，目にも止まらない豪速球であったり，ものすごい変化球であったり．ヘタすると，ストライクゾーンにすら投げてくれない．

　それを目の当たりにして悟る．「なんだ，栄養療法はやっぱり簡単ではないのか．折角ホームランを打とうと思っていたのに…」と．入門書はあくまでルールや基本的なやり方を教えてくれるのであって，それを読めば試合で必ず勝てるというわけではない．やはりスポーツと同じで，実践と反省を繰り返し，自分なりにフォームを固めていくしかないのである．

　こういう本を書いておきながら言うべきことではないかもしれないが，栄養療法の実践は，正直なところ非常に難しい．私自身，今でも何もできないと感じることがある．一番の理由は，栄養療法を行う患者さんの個別性が強いことだ．誰一人として同じ栄養療法でよいわけではない．ひとりひとりの状態に合わせて微調整が必須である．

　多くの人は，栄養療法の複雑さ，煩雑さに直面し，諦めてしまうかもしれない．そもそも栄養療法はエビデンスもはっきりしないので，やっても意味がない，と投げ出してしまいたくなる．

　性質上，個別性の強い領域では，確固たるエビデンスを集めにくい．対象となる個体の状態がバラバラで，介入する方法がバラバラであれば，それらを集団として扱うのは適さない．フォローしていくパラメーターが多くなれば，統計学的に扱うのも複雑になる．栄養療法にはあまり手を出さない，という選択をする理由もよくわかる．

　しかし，世間は広いもので，このような状況下でも諦めずに実践と努力を続けている殊勝な人たちはいることだろう．栄養療法だってうまくやれば何とかなりそうだと，前向きな姿勢で取り組んでいる人たちである．その人たちに次に襲う困難がある．それが栄養療法をより深く，より詳しく勉強する難しさである．

第3章　ストレスと栄養状態

1. ストレス反応を理解する

レジ　「さっきの話題は衝撃的でした…」

しみず　「病院の栄養療法は，栄養のことだけを考えていてもうまくいかないということだよ」

レジ　「それにしても，情報量が増えてきて，処理するのが大変そうですね」

しみず　「書き出していくとすごい量になるんだけど，実際には頭の中で処理していることが多いと思うよ」

レジ　「確かにそうですね」

しみず　「栄養療法は注目しなくてはいけない情報が意外と多いということが言いたいわけよ」

レジ　「しかし，こんなに多かったとは…」

しみず　「それでも，まだまだあるよ．今度はストレス反応を勉強しよう」

レジ　「ストレス反応…炎症反応とは違うんですか？」

しみず　「炎症反応はいわゆる免疫系の反応だけど，ストレス反応は内分泌，ホルモンの反応なんだよね」

レジ　「ホルモンかぁ…苦手なんですよねぇ」

しみず　「でも，これを勉強すると面白くなると思うよ．まぁやってみよう」

レジ　「今回は本当に容赦ないですね…」

❶ ストレス反応について理解を深める

　第2章では，臓器不全や炎症反応を伴う患者さんが飢餓に弱くなっていることを説明した．超高齢社会となり，病院に受診する患者さんたちの平均年齢が高まっている21世紀の医療機関において，複数の臓器不全をも

つ方々が増えていることは，周知の事実だ．臓器不全は後で詳しくふれるとして，まず栄養不良の原因2010で扱われている悪液質と侵襲の根本的な原因である炎症とそれに伴うストレス反応について理解を深めよう．

❷ バイタルサインと代謝

　病気になると，熱が出たり，脈拍数や呼吸数が速くなったりする．こういう状態になると，ただ横になっているだけでも苦しい．全身の倦怠感はひどくなり，食事も食べたくなるが，直感的に食べなければ元気になれないことは誰もが知っている．

　すでに取り上げたが，このような状態は**SIRS（全身性炎症反応症候群）**という概念で説明できる．SIRSの診断基準（第1章-6 表2）では，体温，脈拍，呼吸数，白血球数の項目でヒトのカラダが炎症反応を起こしているかどうかを判断する．病気になれば，体温が上昇し（発熱），脈が速くなり（頻脈），呼吸が速くなる（頻呼吸）．さらに血液中では，白血球数が増える．SIRS状態のヒトのカラダの中ではさまざまなことが起きている．代謝への影響ということで考えると，重要なのは**サイトカインやホルモンなどの分泌の変化とストレス反応**である．

❸ ストレス反応とは

　ストレス反応とは，**ある外界からの刺激によって引き起こされる身体反応**を指す．ストレス反応を引き起こす外界からの刺激をストレッサーという．ストレッサーには，**快いストレス（ユーストレス：eustress）**と**不快なストレス（ディストレス：distress）**がある．快いストレスとは，一般にリラックスできる行為だと考えればよい．自分の趣味に打ち込んでいる時間，友人との楽しい会話や食事などがあげられる．

　不快なストレスの例をあげると，**寒暖，環境毒物，細菌の毒素，外傷や手術における大量の出血，疼痛，不安や恐怖などの強い情動反応**がある（**表1**）．ストレッサーの感じ方は人によっても千差万別であり，同じ個人でもストレスを受けたタイミングによって変化する．同じ刺激でも，心地良さを感じるときもあれば，不快に感じるときもある．これは日常生活でも日々実感していることだ．

表1 ● 不快なストレス

寒暖
環境毒物
細菌の毒素（感染症）
外傷や手術における大量の出血
疼痛
不安や恐怖などの強い情動反応

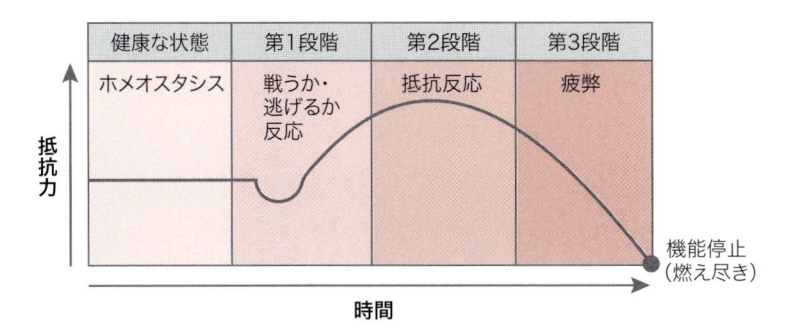

図1 ● ストレス反応の３つの段階

　病院に入院している人は，明らかに不快なストレスの方が大きい．病気を患い，大部屋で生活し，検査や治療が続く日々において，心地良さを感じる方が難しい．こういった強いストレスを感じている人のカラダの中ではどのような変化が起きているのだろうか．

　1936年，ストレス研究のパイオニアであるHans Selye（ハンス セリエ）は，ストレス反応についての学説を提唱した．ストレス反応は，主に視床下部を中心に行われ，３つの段階に分けることができる（図1）．

❹ 戦うか，逃げるか

　基本的に，**ストレス反応は道端を歩いていて知らない生き物に遭遇するときに感じる反応**と考えるとわかりやすい．たとえば，山を登っているとき，突然目の前にこちらを睨んで唸っている自分より大きなクマと遭遇したとする．考えるまでもなくカラダは反応し，心拍数が増加し，呼吸が荒くなり，汗をかきはじめる．視覚からのより多くの情報を得ようと瞳孔が

表2 ● 戦うか・逃げるか反応

脈拍数と心拍出量の増加
内臓や皮膚の血管の収縮
心，肺，脳，骨格筋の血管拡張
脾臓の収縮
肝でのグリコーゲンからグルコースへ分解
発汗
気道の拡張
消化管運動の低下
水分の保持，血圧の上昇

開く．現実に大きなクマと遭遇したら，普通の人ならまず逃げることを考えるだろう．逃げられなかったら，仕方なく戦うことも考えるかもしれない．

このときの反応を**戦うか・逃げるか反応**（the fight-or-flight response）と呼ぶ．目の前に明らかな危険が迫っている．そのままでいると命が危ない．そんなときにヒトのカラダで起きるのは，脳の視床下部から交感神経への刺激である．これにより全身が反応する（**表2**）．

❺ アドレナリンとノルアドレナリン

この反応は，主に**アドレナリン**（エピネフリン）と**ノルアドレナリン**（ノルエピネフリン）の作用による．複雑にみえる戦うか・逃げるか反応だが，考え方はそれほど難しくない．目の前の敵と戦うか，または逃げ出すためには，**カラダを素早く動かせる状態に変化させる**ことが必要となる．そのために脳，骨格筋，肺，心臓の機能を活性化させる．脳は情報を素早く処理するため，骨格筋はカラダを素早く動かすため，肺は酸素を多く取り込むため，心臓は酸素の運搬を素早く行うためである．そして，「戦うか・逃げるか」には関係のない臓器，消化管（胃や腸），尿路系（腎），生殖器などにはとりあえず休んでいてもらう（**表3**）．緊急事態なのに関係のない臓器にまで気を配っている暇はない．

さらに，カラダを動かすためにはエネルギーが必要だ．**ヒトのカラダにとって，エネルギーとはATP**（adenosine triphosphate：アデノシン三リ

表3 ● アドレナリンとノルアドレナリンの作用

活性化する臓器	休んでもらう臓器
脳	消化管
骨格筋	尿路系
肺	生殖器
心臓	

ン酸）であり，ATPを効率的に生み出すにはグルコースと酸素が必要である．とにかく目の前の敵と「戦うか，逃げるか」をしなくてはいけないのだから，大量のグルコースと酸素を全身へ供給しなくてはいけない．**アドレナリンやノルアドレナリンには，グリコーゲンを分解して血液中のグルコースを上昇させる作用**がある．また，大量出血に備えて，体液を貯留させ，血圧を上昇させる．これもアドレナリンやノルアドレナリンの効果で，腎血流を低下させ，それに反応してレニンの分泌が高まり，レニン‒アンジオテンシン‒アルドステロン系が活性化することによって，Naを体内に留め，体液と血圧が上昇する．このように，第1段階のストレス反応は，身体を戦うか・逃げるか反応に適した状態へ変化させていく．

❻ ストレスが長く続くと　〜抵抗反応〜

目の前に現れた大きなクマからはとりあえず逃げ出せば何とかなる．生命の危機を脱することができる．しかし，逃げ出すことができないストレスもある．病気はその典型的なものだ．**病気という敵と向きあったヒトのカラダは，初期には「戦うか・逃げるか」反応で対応をしようとするが，どうもそれだけでは何ともならないことに気付く**ようになる．

すると，カラダは次の段階のストレス反応である**抵抗反応（the resistance reaction）**で対応しようとする．この反応は，副腎皮質刺激ホルモン放出ホルモン（CRH：corticotropin-releasing hormone），成長ホルモン放出ホルモン（GHRH：growth hormone-releasing hormone），甲状腺刺激ホルモン放出ホルモン（TRH：thyrotropin-releasing hormone）などを視床下部から放出させる反応であり，戦うか・逃げるか反応に比べると，長期的に続く反応である．

この**抵抗反応の目的は長期的な闘争に対する身体の適応**である．豊富な

燃料（栄養素）を用意し，代謝を亢進させ，より多くのATPを産生しようとする．以下，ひとつひとつの視床下部ホルモンに注目してみていく．

❼ 糖質コルチコイドとは

　　視床下部から分泌されたCRHは，下垂体前葉を刺激して**副腎皮質刺激ホルモン（ACTH：adrenocorticotropic hormone）**を分泌し，さらに副腎皮質で糖質コルチコイド（グルココルチコイド：glucocorticoid）である**コルチゾール（図2）**などの分泌を促進する．このコルチゾールなどの糖質コルチコイドは，副腎皮質ステロイドとして，抗炎症作用を目的に治療でよく使用されるホルモンである．なぜこのようなホルモンがストレス反応で分泌される必要があるのだろうか．

　　糖質コルチコイドは，ATPの産生と損傷を受けた細胞の回復のために，グルコース・脂肪酸・アミノ酸を作り出し，それらの血液中の濃度を上昇させる．また，炎症を早く終わらせようとする**抗炎症作用**も有している．これらの作用は，病気で長期化して苦しむヒトのカラダにとって有益なものだ．

　　糖質コルチコイドは，**肝臓での糖新生を促進させて，血液中のグルコースの濃度を上昇させる．脂肪組織ではトリグリセリドの分解を，筋肉では筋タンパク質の分解を促進させる**（表4）．トリグリセリドが分解されれば，脂肪酸やグリセロールが増えるので，これもエネルギー源になる．筋タンパク質が分解されれば，アラニンやグルタミンなどのアミノ酸が血液中に増えるので，糖新生の材料として肝臓や腎臓で使われることになる．結果として，糖質コルチコイドは，血中のグルコース・脂肪酸・アミノ酸

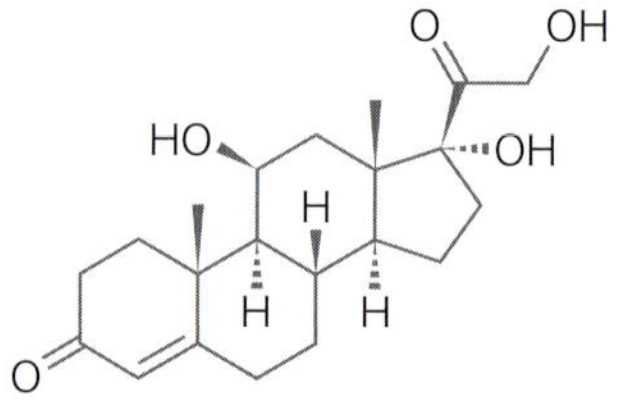

図2 ● コルチゾール

表4 ● 糖質コルチコイドの役割

① タンパク質の分解
筋タンパク質を分解し，血液中のアミノ酸を増やす
② グルコースの産生
肝臓の糖新生を更新させ，グルコースを産生する
③ 脂肪の分解
中性脂肪を分解し，血液中の遊離脂肪酸を増やす
④ ストレスへの抵抗力を高める
ストレスとの戦いに備えて，エネルギー源を準備する
血管の反応性を高めて，血管収縮をしやすくし，血圧を上昇させる
⑤ 抗炎症作用
白血球の炎症反応を抑える
組織の修復が遅れ，創傷治癒が遅くなる
⑥ 免疫反応を低下させる

の濃度を上昇させる．これらは飢餓への適応で学んだように，すべてエネルギー源として利用できる（第2章-3参照）．

このように，糖質コルチコイドは全身に影響を及ぼす．運動，空腹，戦い，暑さ・寒さ，高地，出血，感染，手術，外傷，病気などの各種のストレスに対応するべく，カラダはさまざまな準備を行うようになる（表4）．

❽ 成長ホルモンと甲状腺ホルモン

　GHRHは，CRHと同じように下垂体前葉を刺激し，成長ホルモン（hGH：human growth hormone）を分泌させる．**hGHは，肝でのグリコーゲンやトリグリセリドの分解を促進させ，結果的に血中のグルコースや脂肪酸の濃度を上昇**させる．

　TRHも同様に下垂体前葉を刺激し，甲状腺刺激ホルモン（TSH：thyroid stimulating hormone）を分泌させ，甲状腺で甲状腺ホルモンの分泌を促進する．**甲状腺ホルモンは，細胞内でのグルコースの利用を亢進させ，ATPの産生を促進**させる．

　これらのホルモン系が分泌されるのも，燃料（栄養素）を増やし，それを効率よくエネルギーに変えることを目的としているのだ．

❾ 抵抗反応の意味とは

　抵抗反応では各種のホルモンの名前が出てくるので，理解が難しいと感じる人も多いかもしれないが，基本的な考え方はさほど難しいものではない．

　ヒトのカラダは，長期に渡るストレス・戦いのために，より多くのエネルギーが必要になっている．そのエネルギーをどのように賄うのか．初期のストレスである戦うか・逃げるか反応では，アドレナリンやノルアドレナリンが主にグリコーゲンを分解することにより，細胞内外のグルコースを増やし，この問題に対応していた．しかし，すでに学んだように，グリコーゲンは体内にそれほど多く貯蔵されていないので，長期的な戦いになるとすぐに底を尽きてしまう．

　戦いが長期化したら，グリコーゲンの代わりに脂質やタンパク質をエネルギー源として動員する．そのためにカラダは糖質コルチコイドや成長ホルモン，甲状腺ホルモンの分泌を促進させる．長期化する戦いのためのエネルギー問題は，このように対応していたのだ．

❿ 終わりのみえないストレスの果てに　〜疲弊〜

　長期化するストレスにより，カラダは抵抗反応を示す．それがさらに長期化すると，糖質コルチコイド，成長ホルモン，甲状腺ホルモンの分泌亢進が長期化するということになる．これにより，**筋肉の疲弊，免疫系の抑制，消化性潰瘍，膵β細胞の機能不全**などが認められるようになる．

　そもそも糖質コルチコイドは，自らのタンパク質の分解を亢進させながら，何とかエネルギーを賄おうとするホルモンだった．いわゆる「身を削る」作業をカラダに強いていた．そのような抵抗反応が長期化すれば，タンパク質の主な貯蔵庫である全身の筋肉がボロボロになってしまう．長期的な糖質コルチコイドの分泌亢進は，免疫反応を抑制させ，胃粘膜をボロボロにし，長期に渡る高血糖のためにインスリンを分泌する膵臓のβ細胞を疲弊させる．結果的に衰弱をきたす．このような状態に至ることを**疲弊（exhaustion）**と呼ぶ．

　図3はストレス反応の全体像についてまとめたものだ．ストレス反応も飢餓の適応と同様にカラダ全体で対応していることがよくわかる．

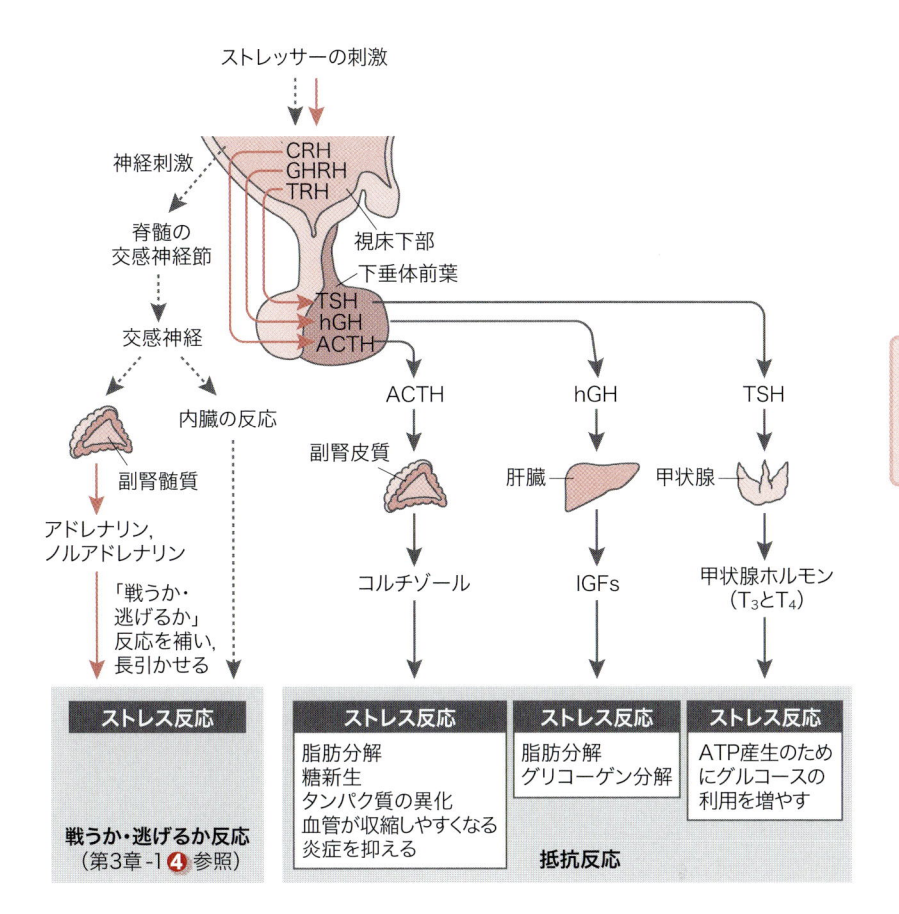

図3 ● ストレス反応の全体像

→はホルモンによる反応，┄▶は神経による反応，━▶は長期の抵抗反応を示す．
CRH：副腎皮質刺激ホルモン放出ホルモン　TRH：甲状腺刺激ホルモン放出ホルモン
ACTH：副腎皮質刺激ホルモン　　　　　　TSH：甲状腺刺激ホルモン
GHRH：成長ホルモン放出ホルモン　　　　IGFs：インスリン様成長因子
hGH：ヒト成長ホルモン
（文献1　p715 Fig18.20より引用）

⓫ 飢餓と疲弊の違い

　飢餓と疲弊におけるカラダの中で起きる反応は，一見似ているようにみえるが，決定的に違っている．

飢餓はグルコースが足りなくなるためにグリコーゲンの分解や糖新生を行い，時間が経つと脂肪酸からケトン体を作り出すことで，グルコースを温存し，糖新生を抑え，タンパク質の分解を抑える方向に進む．

　しかし，ストレス反応では，**糖質コルチコイドの分泌亢進の状態が続き，カラダ中のタンパク質を分解し続ける**．ストレス反応の終末期である疲弊では，タンパク質を温存させるような反応は認められない．ストレスが続けばそれだけタンパク質を分解させ続ける．**外から栄養を与えても，ストレス反応が続いていれば，タンパク質の分解は止まらない**．

　飢餓もストレスの一種であるので，飢餓とストレス反応を厳密な意味で区別することは難しい．しかし，**飢餓というストレスは適切に食事をすれば解消できる**．簡単に解消できるストレスはすぐに解消するべきだろう．飢餓とストレス反応が重なれば，カラダがボロボロになっていく速度がさらに加速していくのは言うまでもない．

❶❷ SIRSとストレス反応

　次にSIRSとストレス反応との関連を示す．SIRSは全身の炎症反応の結果，バイタルサインと白血球数が変化する状態である．現在，SIRSを引き起こす原因は，高サイトカイン血症だと理解されている．炎症を引き起こすサイトカインとは，IL-1βやTNF-α，IL-6などを指す．特にIL-1βは視床下部に作用してCRHの分泌を促進し，視床下部－下垂体－副腎系を活性化させる．結果として，副腎皮質から糖質コルチコイドの分泌を促進する．この糖質コルチコイドが筋肉のタンパク質の分解を亢進させるのは，これまで説明した通りである．病気という強いストレス状態下にあるヒトのカラダの中では，抵抗反応というストレス反応と高サイトカイン血症によって，カラダが極めて消耗しやすい状態にある．

　すなわち，**SIRS状態にある患者さんは，それだけで栄養障害をきたしやすい**ということだ．SIRSが継続すれば，単なる飢餓よりも短い期間で身体中がボロボロになっていく．SIRSは栄養学的にも緊急事態である．一刻も早く改善させることが求められる．目の前の患者さんがSIRSかどうかをきちんと把握しておくことは，栄養療法を行ううえでも極めて需要なことである．

⓭ 炎症反応の指標としてCRPをみる

　SIRSとともに簡便に炎症反応の状態をみることができるのは，CRP（C反応性タンパク質：C-reactive protein）だろう．カラダに炎症が起きている部位があれば，肝臓がCRPを産生する．炎症性サイトカインのなかでも，IL-6は，肝細胞に作用してCRPなどの急性期タンパク質を産生させる．つまり，**CRPは上昇している場合，全身の炎症反応が存在している**と考えていい．少なくとも炎症性サイトカインであるIL-6が上昇しているということだ．

　SIRSとCRPを組み合わせることによって，いち早く全身の炎症反応を見抜き，ストレス反応の長期化による疲弊が起きないように，炎症反応の原因となる疾患を診断・治療をしっかり行うことが栄養状態を悪化させないために必要なことである．

Point
- 入院している患者さんは強いストレスを感じている
- ストレス反応は飢餓の適応と違い，タンパク質を分解し続ける
- 飢餓・ストレス・炎症が重なると，栄養状態は極めて悪化しやすい状態となる

参考文献
1）「Principles of Anatomy & Physiology, 13th Edition」（Gerard, J. T. & Bryan, H. D），p713-715, John Wiley & Sons, 2011
2）「Scientific Principles of Stress」（James, L. M.），University of the West Indies Press, 2011

第3章 ストレスと栄養状態

2. ホルモンと代謝のまとめ

レジ「ストレス反応は複雑ですけど，飢餓の適応を学んだ後だと意外と面白いですね」

しみず「それぞれのホルモンの役割もわかってくるよね」

レジ「飢餓・ストレス・炎症は共通点を確認しつつも，区別して理解しておく必要がありますね」

しみず「どうしてこんなことを詳しくやっておいた方がいいかといえば，栄養療法は栄養素だけ十分に補充していても成功しないことがある，ということに尽きる」

レジ「飢餓が防げても，ストレスや炎症が続いていれば，栄養がうまく利用できないということですね」

しみず「特に入院患者さんは強いストレスや炎症を患っていることが多いからね」

レジ「はい，すごく納得できます」

しみず「ここで一度，栄養療法にかかわるホルモンについてまとめてみよう．特にタンパク質の合成と分解にかかわる仕組みはよく理解していた方がいい」

レジ「確かにそうですね．タンパク質を守るのが栄養療法の大きな目的ですからね」

❶ 食後の絶対的なエースホルモン ～インスリン～

　ストレス反応では多くのホルモンが出てきた．ここで，各ホルモンと代謝との関係をまとめておこう．
　食直後におけるホルモンと代謝の調節についてまとめたのが**表1**である．これをみれば明らかだが，**グルコースやアミノ酸を細胞内に送り込**

表1 ● 食直後におけるホルモンによる代謝の調節

作用	部位	主な刺激ホルモン
グルコースの細胞内への促進拡散	ほとんどの細胞	インスリン
アミノ酸の細胞内への能動輸送	ほとんどの細胞	インスリン
グリコーゲンの合成	肝細胞, 筋肉繊維	インスリン
タンパク質の合成	すべての細胞	インスリン 甲状腺ホルモン IGFs (インスリン様成長因子)
脂質の合成	脂肪細胞, 肝細胞	インスリン

グルコースの肝細胞と神経細胞への促進拡散は常に行われており，インスリンを必要としない
（文献1 p1046 Table 25.3より引用）

み，グリコーゲン・タンパク質・脂質を作り出すのにインスリンがすべてかかわっている．栄養療法において，あまりに重要過ぎるホルモンがインスリンなのである．何といっても代わりがいない．絶対的なエースなのだ．

❷ タンパク質が作られる基本的な条件

そして注目したいのが，タンパク質の合成にかかわるホルモンだ．絶対的なエースのインスリンは当然のこととして，甲状腺ホルモンとIGFs（insulin-like growth factors：インスリン様成長因子）がかかわっている．その他にも男性ホルモンであるテストステロン，女性ホルモンであるエストロゲンの関与が指摘されている．**カラダのタンパク質が減っていかないためには，これらのホルモンが十分に働いている必要がある．**

これらのホルモンのなかで医療従事者が介入しやすいのは，やはりインスリンになるだろう．インスリンを使って血糖値を下げるのは，入院診療では日常的な光景である．**高血糖をみたら，基本的にはインスリンの作用不足を考えることになり，インスリンの投与が必要かどうかを検討するべきだ．**インスリンが十分に働いていない状態では，グルコースだけでなく，アミノ酸も細胞内に取り込まれず，タンパク質の合成も進まない．

しかし，インスリンが十分に働いているからといって，タンパク質がどんどん作られていくというわけではない．そんな単純な話なら，糖尿病で

インスリン療法をしている人はみんなキン肉マンになっていくはずだが，そうではないのが現実だ．

また，甲状腺ホルモンについていえば，甲状腺機能亢進症や低下症を除外しておくべきである．これは血液検査でFreeT$_3$，FreeT$_4$，TSHを測定すれば簡単にわかることなので，少しでも甲状腺の機能異常が疑われるような場合は手間を惜しまず確認しておきたい．

タンパク質の合成，特に筋肉のタンパク質が作られるには，さらなる条件が必要となる．このメカニズムについては，まだ詳細までわかっていないが，少なくとも必要になるとされているのは，十分なエネルギーとタンパク質の材料である十分な量のアミノ酸，筋肉への刺激である．つまり，**筋肉はホルモン・栄養・運動が揃って，はじめて強くなれる**のである（**表2**）．

この**表2**は栄養療法を行ううえで忘れてはいけない．栄養療法では，栄養素の投与だけを考えていればいいというわけではない．栄養療法の目的は栄養素の投与ではなく，栄養状態の維持および改善であるから，どんなにたくさんのアミノ酸を投与しても，タンパク質が作られないのなら，その方法を見直していかなくてはならない．

表2を具体的な行動として捉えるなら，筋肉のタンパク質を維持もしくは増やしていくためには，

> タンパク質の材料である①**十分なアミノ酸の供給**，
> 筋肉が余計な分解しなくて済むようにするための②**十分なエネルギーの供給**，体内の適切なホルモン環境，特に実行に移しやすいのは十分にインスリンや甲状腺ホルモンが作用しているかを確認すること，
> 具体的には
> ③高血糖を是正する，
> ④甲状腺機能異常症を除外する，

表2 ● 筋肉のタンパク質が作られる基本的な条件

ホルモン：インスリン，甲状腺ホルモン，IGFsなど
栄養：十分な量のアミノ酸，十分なエネルギー
運動：筋肉への刺激

さらに廃用症候群の予防のためにも，⑤**早期離床，早期からのリハビリテーションの開始**により筋肉へ刺激を与え続けることである．

　栄養の項目では，エネルギーとアミノ酸は分けて考える必要がある．アミノ酸だけ投与していても，エネルギー源となる栄養（主に糖質と脂質）が不足していれば，グルコースを供給するために筋タンパク質を分解して糖新生をはじめてしまうからである．栄養療法において，エネルギーとアミノ酸は常に分けて考えなくていけない．何といってもその目的が違うからだ．

　ホルモン・栄養・運動が揃っているかどうかを常に意識することが栄養療法を成功させる鍵だといえるだろう．

❸ 空腹時における代謝の調節

　一方，空腹時のホルモンによる代謝の調節は**表3**となる．すでに説明したように，空腹時は血中のグルコースに維持のために，グリコーゲンや脂質，タンパク質が分解される．グリコーゲンの分解には，膵臓のホルモンであるグルカゴンとアドレナリンが，糖新生にはグルカゴンとコルチゾー

表3 ● 空腹時におけるホルモンによる代謝の調節

作用	部位	主な刺激ホルモン
グリコーゲンの分解	肝細胞 骨格筋繊維	グルカゴン アドレナリン
脂質の分解	脂肪細胞	アドレナリン ノルアドレナリン コルチゾール IGFs（インスリン様成長因子） 甲状腺ホルモン その他
タンパク質の分解	ほとんどの細胞 特に骨格筋繊維	コルチゾール
糖新生	肝細胞 腎皮質細胞	グルカゴン コルチゾール

（文献1 p1047 table 25.4より引用）

ルが深く関与している．

　タンパク質を分解する司令を出すのは主にコルチゾールである．コルチゾールの役割はストレス反応のところで詳しく説明した（第3章-1❼参照）．栄養状態のことを考えると，コルチゾールが過剰に分泌している状態，もしくは治療として副腎皮質ステロイドを使用するのは，なるべく避けた方がよいということになる．もちろん，治療として副腎皮質ステロイドを使用するのは現疾患の治療を優先させるという意義が大きい．栄養状態を守るためだけに医療が行われているわけではないのだから，臨機応変に対応したい．

❹ サイトカインと代謝の変化

　表4は炎症反応を引き起こすサイトカインの代謝への影響をまとめたものだ．

表4 ● 代謝亢進の状態を引き起こす主なサイトカイン

サイトカイン	分泌する細胞	代謝への作用
TNF-α	単球（マクロファージ） リンパ球 クッパー細胞 グリア細胞 内皮細胞 NK細胞 肥満細胞	遊離脂肪酸の合成の低下 脂質分解の増加 末梢アミノ酸の喪失の増加 肝臓のアミノ酸取り込みの増加 発熱
IL-1β	単球（マクロファージ） 好中球 リンパ球 角化細胞 クッパー細胞	ACTHの増加 急性期タンパク質の合成の増加 発熱
IL-6	単球（マクロファージ） 角化細胞 内皮細胞 線維芽細胞 T細胞 上皮細胞	急性期タンパク質の合成の増加 発熱
インターフェロン-γ	リンパ球 肺マクロファージ	単球の酸素消費量の増加

文献2を参考に作成

特にIL-1βは視床下部に作用してCRHを介してACTHの分泌を増やし，結果的にコルチゾールの分泌を増やすことをここでも強調していきたい．

❺ ストレスと炎症を早く改善する

　栄養療法を行うなら，タンパク質の分解を促すコルチゾール，IL-1β，TNF-α，IL-6などの炎症性サイトカインの動向についても経時的に注目する必要がある．

　具体的な行動として，コルチゾールはストレスに反応して分泌されるホルモンなので，ストレスを早く除去することが重要だ．特に医療機関では，表5の要因を軽減させることが目標となる．軽減させることが難しいストレスについてはともかく，**脱水や空腹・飢餓，高体温・低体温，疼痛などは医療従事者の心がけ次第で軽減することができる**だろう．また，すでに説明した**術後強化回復プログラム（ERAS）の本質は，手術におけるストレスの軽減にある**ということがわかる（第1章-6参照）．

　目の前の患者さんが炎症反応を認めているどうかは，**SIRSとCRPの上昇を基本的な評価方法として推奨**する．少なくともどちらかが存在するのならば，その状態から早く抜け出せるように正確な診断と適切な治療を行う．そうしなければ，タンパク質の分解が続いていくと考えなくてはいけない．そのような状態では，いくらホルモン・栄養・運動が揃えても，タンパク質が順調に作られることはないと認識しておくべきである．

表5 ● ストレスになりうる要因

脱水
空腹・飢餓
高体温・低体温
疼痛
出血
感染
創傷・外傷・褥瘡・手術
その他多くの疾患

Point

- 栄養療法を行ううえで，インスリンは絶対的なエースホルモンである
- 栄養・ホルモン・運動が揃っているか，いつも意識する
- ストレスと炎症はいち早く改善することを目指す

参考文献

1)「Principles of Anatomy & Physiology, 13th Edition」(Gerard, J. T. & Bryan, H. D), John Wiley & Sons, 2011
2) Matarese, G. & La Cava A.: The intricate interface between immune system and metabolism. Trends Immunol., 25：193-200, 2004

第3章 ストレスと栄養状態

3. ICU衰弱という概念

レジ「前回のまとめで大分すっきりしましたね」

しみず「細かい話は難しいんだけど，やることはいつも言われていることと変わらないというわけだ」

レジ「十分な栄養とともにインスリンの作用不足，つまり，高血糖の改善，早期離床，早期リハビリテーションですね」

しみず「栄養療法を総合診療として捉えないと，栄養素のことだけ考えてもうまくいかないというのは誰もが知っていることなんだけど，栄養療法を実践しようとすると，ついそのことを忘れてしまう」

レジ「栄養療法を成功させるのに栄養以外の要素が大切なんですねぇ」

しみず「ところでICU衰弱という言葉は知ってる？」

レジ「言葉は聞いたことはないですけど，ICUに入るとみんな衰弱していきますよね」

しみず「そうなんだよ．そのことを改めて勉強してから，次に進んでいこう」

❶「集中治療室で獲得した衰弱」という概念

　　　Intensive care unit-acquired weakness（ICUAW）という概念がある．Intensive Care Unitは言わずと知れた「集中治療室」，acquiredは「獲得した，後天的な」，weaknessは「衰弱，虚弱」という意味なので，そのまま訳せば，「集中治療室で獲得した衰弱」となる．本書では，このICUAWを**ICU衰弱**と呼ぶことにする．

　　　ICU衰弱とは何かといえば，言葉の通り，ICUに入室している患者さんが衰弱していく現象のことだ．これは重症な患者さんを診たことがある医

療従事者なら誰もが感じることだろう．時間を追ってみるみるうちに痩せていく．病気が治らなければ衰弱が止まることがない．

1892年，カナダ生まれの内科医William Osler（ウィリアム オスラー）は，重症敗血症に伴ってみられる「急速な肉体の喪失（rapid loss of flesh）」について初めて言及した[1]．Oslerが指摘した概念はその後，さまざまな呼び方をされていたが，2009年にICU衰弱（ICUAW）という用語で統一しようという提案がなされた[2]．ICU衰弱は必ずしも筋肉の消耗は伴わない．筋肉量が減らなくても，さまざまな要因により筋力が低下することはあり得るからだ．

図1はICU衰弱の危険因子をまとめたものである．栄養療法を行ううえで，極めて重要な図だといっていいだろう．

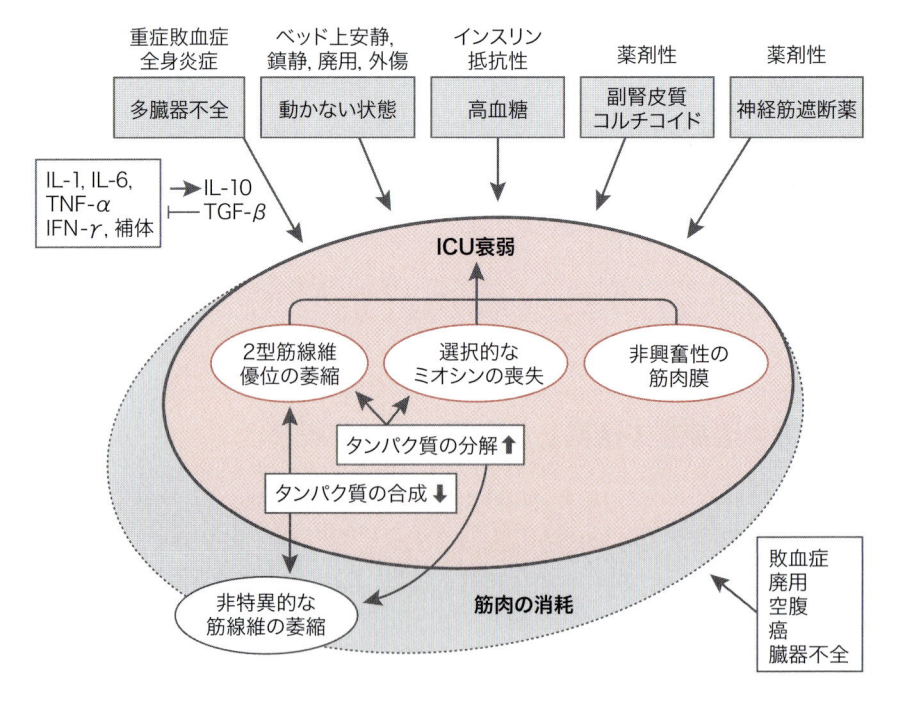

図1 ● 筋肉の消耗とICU衰弱の危険因子
ICU衰弱では必ずしも筋肉の消耗を伴わない
（文献3より引用）

❷ ICUで起きていること

　改めて，栄養療法を行う目的は何だろうか．簡潔に答えるとするならば，**窒素死**を避けることにある（第2章-3参照）．カラダにあるおよそ30％以上の窒素が失われると，ヒトは死に至る．だから，ヒトは必死になって窒素をカラダから外に出ていかないようにさまざまな対応を行う．食事が長期間入ってこないような飢餓状態では，うまくカラダを適応させて，窒素，すなわちタンパク質は失われないようにしていた．

　しかし，重症敗血症のような重症疾患を患った状態ではそうもいかない．IL-1β，TNF-α，IL-6などのサイトカインが大量に分泌されるサイトカイン・ストームにより，全身の炎症反応が起こり，カラダに強いストレスを与える．ストレスによって誘導されたアドレナリン，ノルアドレナリン，コルチゾールなどのストレスホルモンがタンパク質の分解を亢進させ，カラダ中をボロボロにしていく（第3章-1参照）．

　敗血症を治療するために患者さんがICUへ入室すると，ベッド上安静や鎮静により動かない状態を強いられ，人工呼吸管理のために神経筋遮断剤が投与されたり，ストレスにより高血糖が誘導され，治療のために投与される副腎皮質ステロイドがさらに事態を深刻にする．敗血症は多くの臓器を傷付け，多臓器不全へと導く．

　このような状態では，**タンパク質の分解が亢進するとともに合成が低下する**．重症疾患を患った患者さんに筋肉を維持させようとアミノ酸を投与しても，うまく利用されず，筋肉のタンパク質の合成は通常通りに進まない[4]．筋肉がどんどん分解され，新しく作られない状態が続くのだから，衰弱するのは当然だろう．

❸ ICU衰弱を防ぐにはどうしたらいいか

　図1で注目したいのは，ICU衰弱を防ぐにはどうすればいいか，ということだ．危険因子を避ければいい．①臓器不全にさせない，②早くカラダを動かす，③良好な血糖コントロールを行う，④副腎皮質ステロイドの使用量を減らす，⑤神経筋遮断剤を極力使わない（表1）．原疾患の治療のために行っているのだから，無理な注文であることはわかっている．ここで言いたいことは，**重症疾患を患う患者さんに対して，これらの危険因子**

表1 ● ICU衰弱を防ぐための治療戦略

① 臓器不全にさせない
② 早くカラダを動かす
③ 良好な血糖コントロールを行う
④ 副腎皮質ステロイドの使用量を減らす
⑤ 神経筋遮断剤を極力使わない

を全く無視して栄養療法を行っていても効果が出ない可能性が高いということである．

現実的な話をすれば，**表1**の①，④，⑤を避けるのは，極めて難しいかもしれない．しかし，②，③は心がけ次第では実現可能である．栄養療法では特に③良好な血糖コントロールを行う，がキーワードとなってくるだろう．

❹ 国内外の敗血症のガイドラインを把握しよう

敗血症の詳しい治療戦略については，欧米のガイドラインであるSurviving Sepsis Campaign 2012[5]や日本版 敗血症診療ガイドライン[6]があり，どんな内容が書かれているか把握していた方がいい．本書では，栄養療法を成功させるため，**栄養療法以外の領域を徹底的に学ぶという姿勢**を強調したい．

Point

- ICU衰弱という概念がある
- ICU衰弱の危険因子を意識して，可能であればなるべく避けるようにする
- 国内外の敗血症のガイドラインに目を通しておこう

参考文献

1) 「The principles and practice of medicine ; designed for the use of practitioners and students of medicine」(Osler, W.), D.Appleton and Company, 1910
2) Stevens, R. D., et al. : A framework for diagnosing and classifying intensive care unit-acquired weakness. Crit Care Med. 37 : S299-308, 2009
3) Schefold, J. C., et al. : Intensive care unit-acquired weakness (ICUAW) and muscle wasting in critically ill patients with severe sepsis and septic shock. J Cachexia Sarcopenia Muscle, 1 : 147-157, 2010

4) Lang, C. H, et al. : Regulation of muscle protein synthesis during sepsis and inflammation. Am J Physiol Endocrinol Metab, 293 : E453-459, 2007
5) Dellinger, R. P. et al. : Surviving Sepsis Campaign: international guidelines for management of severe sepsis and septic shock, 2012. Intensive Care Med., 39 : 165-228, 2013
6)「日本版 敗血症診療ガイドライン」(日本集中治療医学会 Sepsis Registry 委員会/編), 克誠堂出版, 2013

第3章 章末問題

Q1 不快なストレスを少なくとも7つあげよ．

Q2 ストレス反応を3段階に分けて説明せよ．

Q3 戦うか・逃げるか反応を生じさせるホルモンを2つあげよ．

Q4 戦うか・逃げるか反応において，活性化する臓器を4つあげよ．

Q5 抵抗反応を生じさせるホルモンを3つあげよ．

Q6 糖質コルチコイド（副腎皮質ホルモン）の役割を6つあげよ．

Q7 戦うか・逃げるか反応と抵抗反応のエネルギー代謝において，異なる点は何か．

Q8 抵抗反応が長期化することにより，ヒトのカラダにどんな影響を与えるようになるか．

Q9 飢餓とストレス反応の疲弊において，タンパク質の代謝に与える影響の違いとは何か．

Q10 疾患による全身の炎症反応を反映する指標を2つあげよ．

Q11 グルコースやアミノ酸を細胞内に送り込み，グリコーゲン・タンパク質・脂質を合成する作用をもつホルモンは何か．

Q12 タンパク質の合成にかかわるホルモンを少なくとも3つあげよ．

Q13 筋肉のタンパク質合成を促進するために日常臨床で行えることを少なくとも5つあげよ．

Q14 グリコーゲン分解と糖新生にかかわるホルモンをそれぞれあげよ．

Q15 炎症性サイトカインのなかで，視床下部に作用して結果的にコルチゾール（糖質コルチコイド）の分泌を増やすものは何か．

Q16 医療従事者の心がけ次第で軽減させることができるストレスを少なくとも4つあげよ．

Q17 ICU衰弱を防ぐためにできることを少なくとも5つあげよ．

解答と解説

A1 →第3章-1 表1参照

A2 第1段階：戦うか・逃げるか反応，第2段階：抵抗反応，第3段階：疲弊
→第3章-1 図1参照

A3 アドレナリンとノルアドレナリン →第3章-1 ❺参照

A4 脳，骨格筋，肺，心臓． →第3章-1 表3参照
一方で，消化管，尿路系，生殖器は活動が低下する．

A5 CRH（副腎皮質刺激ホルモン放出ホルモン），GHRH（成長ホルモン放出ホルモン），TRH（甲状腺刺激ホルモン放出ホルモン）．すべて視床下部から分泌される． →第3章-1 ❻参照

A6 →第3章-1 表4参照 糖質コルチコイドの作用は多岐に渡るが，非常に重要なホルモンであり，その役割はきちんと理解しておいた方がよい

A7 戦うか・逃げるか反応では，アドレナリンやノルアドレナリンが主にグリコーゲンを分解することにより，細胞内外のグルコースの量を増やし，エネルギー源として利用する．一方，抵抗反応ではグリコーゲンよりも脂質やタンパク質をエネルギー源として利用する． →第3章-1 ❾参照

A8 糖質コルチコイドの影響により，タンパク質の主な貯蔵庫である全身の筋肉がボロボロになっていく． →第3章-1 ❿参照

A9 飢餓では，グルコースの欠乏に対してまずグリコーゲンの分解や糖新生を行うことで対応し，時間が経つと脂肪酸からケトン体を作り出すことで，グルコースを温存し，糖新生を抑え，タンパク質の分解を抑える方向に進む．
ストレス反応では，糖質コルチコイドの分泌亢進の状態が続き，カラダ中のタンパク質を分解し続ける．この際，タンパク質を温存させるような反応は認められない．ストレスが続けばそれだけタンパク質を分解させ続ける．外から栄養を与えても，ストレス反応が続いていれば，タンパク質の分解は止まらない． →第3章-1 ⓫参照

A10 SIRS（全身性炎症反応症候群）とCRPの上昇　→第3章-1 ⓬⓭参照

A11 インスリン　→第3章-2 ❶参照

A12 インスリン，甲状腺ホルモン，IGFs（インスリン用成長因子）．他にもテストステロンやエストロゲンの関与も示唆されている．
→第3章-2 表1, ❷参照

A13 ①十分なアミノ酸の供給，②十分なエネルギーの供給，③高血糖を是正する，④甲状腺機能異常症を除外する，⑤早期離床，早期からのリハビリテーションの開始．
筋肉の合成を促進させるには，適切なホルモン環境，栄養（十分な量のアミノ酸，十分なエネルギー），運動（筋肉への刺激）を忘れないようにしたい．　→第3章-2 ❷参照

A14 グリコーゲン分解：グルカゴンとアドレナリン，糖新生：グルカゴンとコルチゾール　→第3章-2 表3参照

A15 IL-1β　→第3章-2 ❹参照

A16 ①脱水，②空腹・飢餓，③高体温・低体温，④疼痛　→第3章-2 ❺参照

A17 ①臓器不全にさせない，②早くカラダを動かす，③良好な血糖コントロールを行う，④副腎皮質ステロイドの使用量を減らす，⑤神経筋遮断剤を極速使わない．特に②，③を意識したい．　→第3章-3 表1参照

第4章 栄養療法が患者さんの負担になるとき

1. 栄養ストレスという考え方

レジ 「ICU衰弱というのも意識しないといけないですね」

しみず 「栄養状態と疾患との関係がよくわかってきたでしょう」

レジ 「う～ん…思っていたよりも病気についてよく理解していないと，栄養療法ができないですね」

しみず 「栄養とは関係はなさそうにみえるけど，病気そのものを早く治すこと自体，栄養状態を改善させる近道だといえるよね」

レジ 「それにはやはり正確な診断と適切な治療が重要ですね．当たり前のことですけど」

しみず 「さて，次は栄養自体がストレスになるという話をしたいんだよ」

レジ 「栄養がストレス？」

しみず 「飢餓の反対で食べ過ぎはどうなんだ，という話だよ」

レジ 「食べ過ぎか．肥満もよくないですからね」

しみず 「それと，短期的でも栄養が過剰に入るのはカラダにとっては一大事なんだよ」

レジ 「そうか，高血糖のことですね」

しみず 「そうそう，高血糖は典型的な栄養ストレスだよね」

❶ 栄養は少な過ぎても多過ぎてもいけない

　これまで飢餓や悪液質，侵襲などの炎症にかかわる疾患，ストレス反応について学んできた．これらは栄養療法というより，栄養を受け取るヒトのカラダについての内容だった．今度は栄養療法そのものがストレスにな

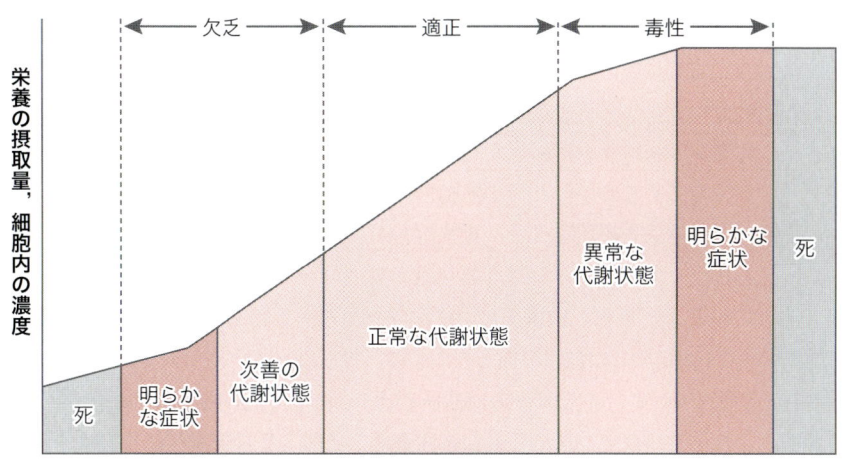

図1 ● カラダの中にある栄養素の量は欠乏から適正，中毒へと大きく連続的に変化する
文献1 p192 Figure8-1を参考に作成．図中の各エリアの面積は，栄養素の摂取量・細胞内濃度を示しており，それに応じてさまざまな生物学的な反応が生じる

ることについて考えていく．

　図1は，カラダの中にある栄養素の量と生物学的な反応について示している．栄養療法というと，どうしても飢餓，いわゆる欠乏の方ばかりに目を向けることが多いが，栄養素というのは多過ぎても問題がある．栄養素の欠乏状態が長く続くことを飢餓と呼ぶことや，飢餓に対するカラダの反応についてはすでに説明した（第2章参照）．一方で，栄養素が多過ぎると，そのこと自体がカラダにとってストレスになる．これを**栄養ストレス**（nutritional stress）と呼ぶ．図1では「栄養素の毒性」という言葉で示している．栄養素が足りなくても多過ぎても，カラダに明らかな症状として現れることがあり，それが行き過ぎると死に至ることもある．

❷ ヒトのカラダの新陳代謝の原則　～恒常性と動的平衡～

　ヒトのカラダの新陳代謝の原則には，恒常性と動的平衡というキーワードがある．

1）恒常性

恒常性はホメオスタシス（homeostasis）と呼ばれる．この言葉は，生物のもつ重要な性質の1つであり，**生体の内部や外部の環境因子が変化しても生体の状態が一定に保たれるという性質**，またはその状態を指す．生物が生物である要件の1つであるほか，健康を定義する重要な要素でもある．

この定義だけ読むとよく意味がわからないかもしれないが，話は単純である．ヒトのカラダは夏の暑い日でも冬の寒い日でも，体温を36℃程度に保とうとする．食事をたくさん摂っても，しばらくすれば血糖値を70〜110 mg/dLの範囲に保とうとする．Na・K・Clなどの電解質も基準値が決まっている．血液中の浸透圧やpHも極めて狭い範囲に保たれている．

バイタルサインにしても血液検査にしても，正常範囲があるのは，ヒトのカラダがいつも同じ状態を保とうとする裏付けでもある．正常範囲が存在すること自体，ヒトのカラダが恒常性，ホメオスタシスをもっているということの証拠なのだ．医療従事者にとってあまりに日常的なので無自覚になってしまっているが，非常に重要な事実である．

2）動的平衡

一方で，**動的平衡（dynamic equilibrium）は，互いに逆向きの過程が同じ速度で進行することにより，系全体としては時間変化せず平衡に達している状態**をいう．

たとえば，血糖値は一定の範囲に保たれているが，これは食事として摂取するグルコース，肝臓や腎臓が糖新生で生み出すグルコースの総量と，血液中のグルコースを各臓器が消費する総量とのバランスがとれていることを意味する（第2章-3参照）．その結果，グルコースの動的平衡を得ていたわけである．

つまり，**ヒトのカラダはただずっと同じ状態でいるのではなく，絶えず生産と消費を繰り返して，そのうえで同じ状態を保つようにしている**のである．ヒトのカラダは絶えず新陳代謝を行いながら，そのうえでホメオスタシスを維持している．これが動的平衡という考え方だ．

生理学は，人体のホメオスタシスの仕組みを追求する分野である．生化学は，ホメオスタシスがどのような反応によって支えられているかをひとつひとつ細かくみていく分野であり，主に動的平衡の仕組みを解き明かす

分野であるといえる．

　ホメオスタシスや動的平衡に対する深い理解は栄養療法を本当に理解するために必須であり，これらの概念に対する理解が足りないと感じれば，やはり生理学・生化学の勉強に戻るべきだろう（付録参照）．

❸ 栄養天秤のバランスを保つ　～最適な栄養状態～

　ホメオスタシス，動的平衡の考え方を栄養天秤という概念で確認していこう．**図2**はそれを端的に示したものである．

　最適な栄養状態とは，栄養素の摂取量と栄養素の必要量のバランスがとれている状態を指す．この栄養天秤の両側がいつも釣り合うように，カラダが調整していることをホメオスタシス，動的平衡と考えればいいだろう．ここは非常に重要な点なので強調するが，**最適な栄養状態は，ただ栄養素を十分に摂っている状態ではない**ということだ．カラダが必要としている栄養素の量に対して，適切な栄養の摂取量を得ていることが何より大切なのである．そのため栄養療法を行う際には，まずカラダが栄養素をどれくらい必要としているかを正確に評価する必要がある．それが，**図2**では天秤の右側の部分になる．

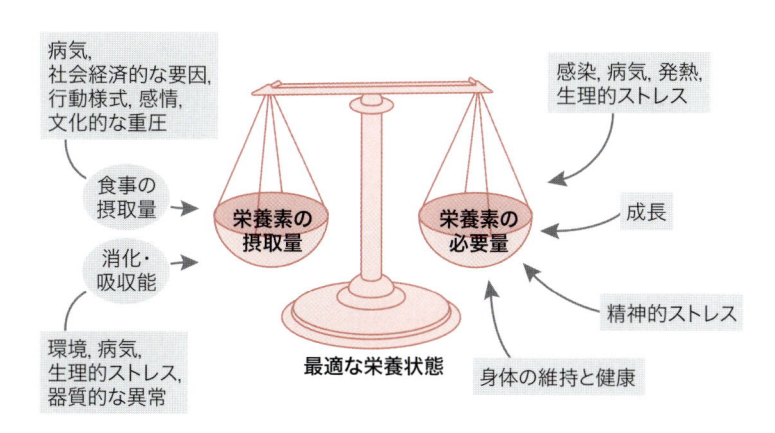

図2 ● 栄養天秤
栄養素の摂取量と栄養素の必要量のバランスがとれている状態
（文献1 p130 Figure4-1より引用）

1）栄養素の必要量

天秤の右側，**栄養素の必要量は，感染症などの病気，それに伴う発熱や生理的・精神的なストレスが大きく影響している**．また，現状のカラダの状態・健康を保とうとする力とは，ヒトのカラダがホメオスタシスを維持しようとする力にほかならない．

> **memo　栄養療法における成長という因子**
> 本書は成人における栄養療法を扱っているため，成長という因子は全くふれていないが，これは小児領域の栄養療法で特に重要な要素となる．小児の栄養療法で，成長という因子を無視してしまえば，全く見当違いの栄養療法となってしまうだろう．小児においては成人と同じような理論が通用しないのかもしれない．

最適な栄養状態を目指すのに，栄養素を受け取るカラダの状態を正確に評価する必要があることはこの栄養天秤をみても理解できるだろう．

2）栄養の摂取量

次に，栄養天秤の左側，栄養素の摂取量をみていこう．食事の摂取量と吸収に影響する要因があげてある．そのどちらにも病気という項目が入っていることに注目したい．**病気を患った人がいかに栄養状態に大きな影響を受けるかがよくわかる**．通常，経口摂取をしている人は自分で食べる物や量を決めているが，入院中の患者さんは，食欲不振や食事量の低下に伴い，強制栄養（静脈栄養や経腸栄養）が実施されていることが多い．この**強制栄養ではカラダの欲する栄養素の量を無視した栄養療法を実施してしまう可能性を秘めている**．カラダが欲する栄養素の量に対して，投与される栄養素の量が少なければ飢餓となり，衰弱していく可能性があるし，栄養素の量が多過ぎれば，もちろん過剰栄養となる．これは栄養療法を行う以上，肝に銘じておきたい．

❹ グルコースが過剰になると毒性を発揮する

ホメオスタシス，動的平衡，栄養天秤をふまえて，具体的な栄養素について考えてみよう．糖質の代表選手であるグルコースを例にあげる．

グルコースは血液中において70〜110mg/dL（主に空腹時）という狭い範囲で保たれている（**表1**）．循環血液量を5Lとすれば，空腹時で3.5

表1 ● 血液中のグルコース

時間	濃度	グルコース量※
空腹時	70～110mg/dL	3.5～5.5mg
食後1時間	約180mg/dL	9mg
食後2時間	約140mg/dL	7mg

※ 循環血液量を5Lと考えた場合

～5.5g，食後なら血糖180mg/dLで計算しても9gのグルコースしか血液中には存在していない．

血液中のグルコース量が少なくなれば低血糖となり，それに伴い症状を認めるようになる．あまりにひどい低血糖では，意識障害をきたし，処置が遅れれば元通りに戻らないこともある．**グルコースの欠乏がいかに危険な状態であるか**は改めて説明するまでもないだろう．

一方で，血糖値が高くなってくるとどうなるか．高血糖の急性代謝失調として，**糖尿病性ケトアシドーシス**や**高血糖高浸透圧症候群**がある．これらも生命にかかわるほどの異常事態である．これらの状態では，通常，血糖値が500mg/dL以上を超えることがほとんどである．

それでは，血糖が200～500mg/dLの範囲ではどうなのか．確かに生命の危険を伴う重篤な状態にはならないことがほとんどだが，慢性的に高血糖が続けば，**糖尿病**の診断に至り，全身の動脈硬化や神経病変が進行していく．糖尿病網膜症・糖尿病性腎症・糖尿病性神経症の三大合併症をはじめとして，心筋梗塞・脳梗塞・閉塞性動脈硬化症などさまざまな疾患の危険因子になる．

また，短期的な高血糖ではどうなのか．糖尿病の既往がない人でも，肺炎や胆嚢炎，腎盂腎炎などの急性期疾患を患えば，炎症反応とストレスホルモンの増加に伴い，グリコーゲン分解，糖新生が活発化し，高血糖を誘発する．

Van den Berghe（ヴァンデンバーグ）が，**集中治療室で治療している患者さんの血糖が200mg/dLを超えると予後に悪影響を与えることを示したのは2001年**である[2]．以降，慢性的な高血糖（糖尿病）だけではなく，急性の高血糖も是正されるべき対象となった．急性高血糖に注目され出してからまだ10年程度しか経過していないことは驚くべき事実である．

これらの事実から得られるのは，たかが1つの栄養素であるグルコースの血液中の量が，これほどまでにヒトのカラダの健康状態と深くかかわっているということだ．そして，グルコースの欠乏だけではなく，過剰においてもヒトのカラダにとっては有害である，ということである．このグルコースの過剰に伴う健康への悪影響を**グルコース毒性**（glucose toxicity）と呼ぶ．あまりに衝撃的な呼び方だ．グルコースほど重要な栄養素でも多過ぎることによって毒性を発揮するということなのだ．一般的な毒という概念が変わってしまう．まさに「過ぎたるは及ばざるが如し」なのである．

❺ 強制栄養における過剰な栄養投与の弊害　〜overfeeding〜

　一般的に入院している患者さんにとって，グルコース毒性が問題になるのは**表2**のような場合である．これらはいわゆる疾病要因である．

　さらに，**強制栄養における過剰な栄養投与**（overfeeding）が問題となってくる．具体的に考えれば難しい話ではない．血液中のグルコースの総量が空腹時で3.5〜5.5g，食後でも9gであることを考えれば，もし中心静脈栄養で数時間のうちに200gのグルコースを投与したら，ヒトのカラダがグルコースを処理できなくなっても不思議なことではないだろう．中心静脈といえども，多量のグルコースによる高浸透圧に耐えられないかもしれない．何といっても，血液中にあるグルコースの20倍以上の量が突然入ってくるわけだから．

　問題はもう少し複雑だ．**ヒトのカラダはそもそもグリコーゲン分解や糖新生を行って，そのときのカラダが要求するグルコースを自ら生み出す能力がある**（第3章参照）．ある時点でのカラダのグルコースの栄養天秤を考えるとき，外因性（食事や経腸栄養，静脈栄養）のグルコースだけを考慮していたでは不十分である．**カラダ自体が常に何とかグルコースの帳尻**

表2 ● グルコース毒性に注意すべきとき

①糖尿病を既往にもつ場合
②侵襲のような重篤な炎症・ストレス反応を伴う疾患群をもつ場合
③悪液質のような慢性炎症に置く疾患群に関連した高血糖を認める場合
④副腎皮質ステロイドを使用している場合

を合わせようとしているからだ．

　アドレナリンやノルアドレナリン，コルチゾールなどのストレスホルモンや炎症性サイトカインが上昇している状態であれば，それら内因性（グリコーゲン・脂肪分解や糖新生）のエネルギー源は増えており，カラダは異常事態に対して徹底抗戦する準備をする．

　そこに静脈栄養で大量のグルコースが突然入ってきたらどうなるのだろうか．

　経口摂取・経腸栄養の場合は正規のルート（消化管—門脈—肝臓）を経由する．このとき，肝臓は門脈血中からグルコースを取り込み，膵臓は門脈血中のグルコースの濃度に反応してインスリンの分泌量を調整し，栄養素の使い道を調整している．

　しかし，**静脈栄養では最初に門脈へ栄養素が入ってこないため，肝臓や膵臓がうまく機能しない**可能性がある．新しくグルコースを作っていいのか，消費を抑えていいのか，よくわからない状態になっているといえるのだ．

　これが入院中の患者さんにおける疾病要因と強制栄養による栄養ストレスの全貌だ（**図3**）．よかれと思って行った栄養療法がカラダの負担になっ

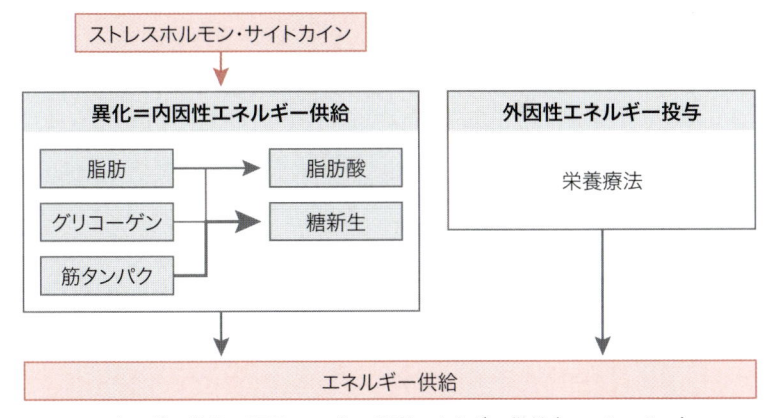

図3 ● 侵襲下のエネルギー供給
　エネルギーの供給はカラダ自体も行っている．
　エネルギー供給が安静時エネルギー消費量を上まった場合，過剰な栄養投与となる
　（文献3 p374 図1より引用）

てしまうという皮肉である．病気と強制栄養のダブルパンチによって，栄養素が処理すべき毒となって作用してしまうのである．

❻ 栄養の投与不足を大目にみる　〜permissive underfeeding〜

このような状況下で考えだされたのが，「許された栄養の投与不足（permissive underfeeding）」という概念だ[4]．日本語がおかしいのは十分に承知しているが，permissive（許された，大目にみる）を名詞のunderfeeding形容詞として和訳しようとすると，適切な日本語がみつからない．

自然な日本語の文章として表現すれば，permissive underfeeding とは「**急性期の患者さんでは，栄養療法による，特に高血糖などの栄養ストレスが問題となることが多いため，初期では栄養の投与量が少なめになってしまっても大目にみよう**」という治療戦略のことである．病気の状態が落ち着かないなら，少なめの栄養療法でもいいではないか，ということだ．

Zalogaらが早くも1994年にこの概念を提唱していたのは興味深い．2001年のVan den Berghe らの研究結果を受けて，permissive underfeeding がさらに脚光を浴びたのだろう．栄養ストレスによる治療への悪影響が思っていた以上に大きかったことに気付いたというわけだ（**図4**）．

具体的に，この「許された栄養の投与不足」を実践するにはどうしたらいいか．急性期の強制栄養における**エネルギー投与量を15〜25 kcal/kg程度にする**，**間接熱量計を用いて正確な安静時エネルギー消費量（REE：resting energy expenditure）を算出し，その60％以下のエネルギー投与を目標にする**などの提案はされている．しかし，現状ではまだ決定的な意見は出ていないと考えている．

少なくとも強制栄養を施行して，**血糖・中性脂肪ともに200mg/dLを超えるような状況**では，糖質および脂質の過剰投与になっていないかを考慮すべきだろう．グルコースはインスリンを使って多少の調整が可能であるが，高中性脂肪血症を是正するのは難しい．急性期にフィブラート系の薬剤を使って高中性脂肪血症を改善するのは，安全性を考えても推奨はできない．そもそも脂肪の過剰投与による高中性脂肪血症を薬剤で改善させるという治療方針には賛成できない．また，**血中尿素窒素（BUN：blood urea nitorogen）が経時的に上昇してくるような状況**では，タンパク質の

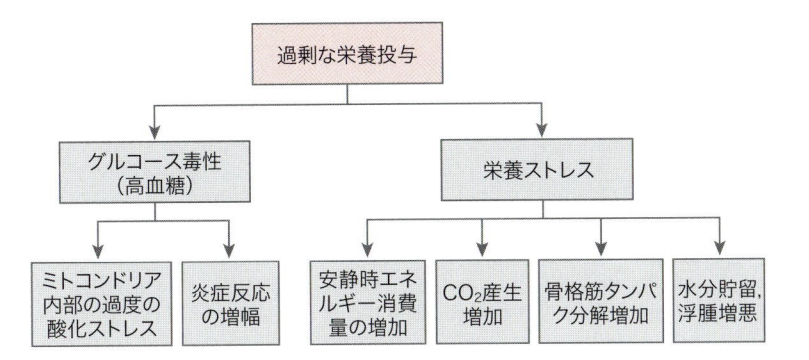

```
                    過剰な栄養投与
                    ┌──────┴──────┐
              グルコース毒性         栄養ストレス
              （高血糖）
           ┌─────┴─────┐      ┌─────┬─────┬─────┐
      ミトコンドリア  炎症反応   安静時エネ  $CO_2$産生  骨格筋タンパ  水分貯留，
      内部の過度の   の増幅    ルギー消費  増加      ク分解増加   浮腫増悪
      酸化ストレス           量の増加
```

図4 ● 侵襲下の過剰な栄養投与が引き起こす有害事象
permissive underfeedingは栄養の投与量を少なくすることでこれらの有害事象を抑えようとする概念である
（文献3 p376 図3より引用）

投与量が多過ぎる可能性がある．尿素はアミノ酸の窒素の代謝産物であり，タンパク質の過剰摂取で高値を示すことがある．

　栄養が過剰投与になっているかどうか，日々の患者さんの状態をみながら，栄養の投与量を微調整していくしかないだろう．少なくとも，過剰投与を漫然と続けるのは患者さんにとって良くないことをいつも意識しよう．その際には血液検査が重要な情報源となる．ここであげた血糖，中性脂肪，BUNのような項目が中心になってくる．栄養療法における血液検査の使い方については改めて**第5章-1**で説明する．

❼ 急性期でも糖質制限が議論になる時代が来るか

　この急性期の領域でも，糖質制限の是非が議論される時代がやってくるだろう．現状では，「静脈経腸栄養ガイドライン 第3版」の重症病態の項目において，「（経腸栄養では）2g/kg/日以上の炭水化物を投与する（BⅢ）」，「静脈栄養の場合は，グルコース4mg/kg/分以下の速度で投与する（BⅢ）」となっている[5]．この推奨項目を体重50kgで計算すると，経腸栄養で炭水化物100g/日以上，静脈栄養でグルコース288g/日以下という提案である．

> **memo** 糖質制限食
>
> 本書を書いている間，糖尿病において糖質制限食を推奨している江部康二先生とメールでやり取りする機会があった．その際，ヒトにとってどれくらいの糖質が最低限必要なのか，をよく考えるようになった．江部先生のスーパー糖質制限食では，1日の糖質の量が60g以下となり，前述したガイドラインの推奨量を下回っている．議論になるのは，この糖質の摂取量は急性期の患者さんでも安全なのか，ということである．長期的にスーパー糖質制限食を行っている人が重症肺炎を患って人工呼吸管理となり，強制栄養を施行することになった場合，糖質で100g/日以上を投与することになれば，日常生活と比べて糖質の摂取量が多くなる．これは栄養ストレスにはならないのか．一方，糖質制限を実施すれば，脂質やタンパク質の投与量が多くなり，グルコース不足により高ケトン体血症を認めるようになるが，この状態は急性期においても安全なのか．
>
> 昨今の糖質制限食の流行をみていると，今後このようなケースが増えてくることは間違いない．その際にどのような栄養療法を選択するべきなのか．現時点では具体的に推奨できることを示せない．

　強制栄養における過剰な栄養投与，許された栄養の投与不足という問題は，栄養療法が有効な医療であると認知されてきたからこそ生まれた新しい現実であり，栄養療法が新しい段階へ進んだことを示すものでもある．糖質制限を含む三大栄養素の適正な摂取量という問題はこれから本格的に議論されていくだろう．栄養ストレスはこれからの栄養療法において絶対に外せない注目のキーワードである．

　最後になるが，リフィーディング・シンドローム（第2章-4参照）は，栄養ストレスの最も顕著なケースということになる．栄養療法を行うなら，栄養ストレスの存在をいつも忘れないようにしよう．

Point

- 栄養療法は少な過ぎても多過ぎでもうまくいかない
- 栄養の摂取量と必要量がいつも釣り合うように意識しよう
- 栄養療法そのものが患者さんにとってストレスになり得ることを知っておこう

参考文献

1) 「Krause's Food & the Nutrition Care Process, 13th Edition」(L. Kathleen Mahan, et al.), Saunders, 2011
2) Van den Berghe, G. et al. : Intensive insulin therapy in the critically ill patients. N Engl J Med., 345 : 1359-1367, 2001
3) 寺島秀夫, 米山智：侵襲家の栄養療法は未完である.「特集：栄養療法」, INTENSIVIST Vol.3 No.3：373-399, メディカルサイエンスインターナショナル, 2011
4) Zaloga, G. P. & Roberts, P. : Permissive underfeeding. New Horiz., 2 : 257-263, 1994
5)「静脈経腸栄養ガイドライン 第3版」（日本静脈経腸栄養学会/編), p238, 照林社, 2013

第4章 栄養療法が患者さんの負担になるとき

2. 臓器不全には要注意

レジ「ホメオスタシス，栄養天秤，栄養ストレス，栄養の投与不足を大目にみる．色々なキーワードが出てきましたね」

しみず「これまでどうして患者さんの状態を細かく評価しようとしてきたか，より深く理解できたんじゃないかな」

レジ「大雑把な栄養療法による栄養ストレスの悪影響を防ぎたかったからですね」

しみず「そうそう．結局，健康な人に対する適切な栄養だってよくわかっていないのに，病気になったらもっと難しくなるよ，ということなんだ」

レジ「う〜ん…これまでは栄養療法を簡単に考えていましたが，栄養ストレスがあることを知ると，迂闊なことができなくなりますね」

しみず「そこは慎重かつ大胆にいくしかないだろうね．どんな治療法でも長所と短所があるわけだから，栄養療法も適応や程度を見極めることが大切だというだけだよ」

レジ「そうですね」

しみず「さて，次は臓器不全をやっていこう」

レジ「ここにきて臓器不全ですか」

❶ 臓器不全は栄養ストレスに弱い

　この稿では，栄養療法と臓器不全の関係について考えていく．言いたいことは，それほど難しいことではない．**臓器不全があると栄養ストレスがさらに顕著になる**ということである．

　私自身，専門が糖尿病なので，糖尿病を患った患者さんと日々の診療で

接している．糖尿病を患うと各臓器が傷みやすくなり，終末像では臓器不全へ移行していく．もともと糖尿病自体が慢性的な血糖の調節不全である．飢餓のときに血糖値を維持する仕組みで学んだように，血糖値は1つの臓器だけではなく，肝臓・膵臓・腎臓・筋肉・脂肪といった多くの臓器の連携がうまく行っていることで初めて正常範囲を維持することができる．この血糖維持システムが破綻すると，高血糖をきたしたり，場合によっては低血糖になったりする．慢性高血糖である糖尿病では，動脈硬化が進み，全身の臓器不全が進んでいく．

❷ 腎不全と栄養療法

糖尿病の患者さんを診ていて，最も多く遭遇する臓器不全が腎不全である．腎臓は極めて重要な臓器だ（表1）．カラダの水分や電解質の調整を行っている．エリスロポエチンやビタミンDなどの代謝にもかかわっており，腎不全が進行してくると，貧血や骨粗鬆症にもなる．薬剤の排泄も多くは腎臓が行っており，腎不全により薬剤の効果が強くなり過ぎることはよく経験する．さらに糖新生にもかかわってくる．腎不全により，薬剤の効果が強くなったり，糖新生がうまくいかなくなることで，低血糖をきたしやすくなる．これは，慢性腎不全を合併した糖尿病患者さんを診ていくうえで特に注意する点だ．

1）腎不全におけるタンパク質制限

腎不全についての病態を書き並べていったら，それだけで一冊の大著ができてしまうのでこれ以上は示さないが，腎不全における栄養療法の注意点でいえば，もっとも有名なのはタンパク質の摂取量だろう．これは，**タンパク質の過剰摂取が腎不全をさらに悪化させる**というものである．実際には尿中の微量アルブミンなどのタンパク尿と24時間クレアチニン・ク

表1 ● 腎臓の役割

①水分や電解質の調整
②エリスロポエチンやビタミンDなどの代謝
③薬剤の排泄
④糖新生

リアランスやeGFR（推算糸球体濾過量）を評価し，必要に応じてタンパク質制限を行っていく．**病期が進んだ慢性腎不全，一般的にはGFR（糸球体濾過量）60mL/分/1.73 m^{2}未満に対しては，体重1kgあたり0.6〜1.0g/日のタンパク質制限を行う**とされている．

慢性腎不全をみかけたら，タンパク質にはじまり，エネルギー，水分，塩分，K・Ca・Mg・Pの摂取を調整し，腎不全がさらに悪化しないように，血圧，コレステロール，血糖，貧血，アシドーシス，尿毒症などに対してさまざまな対策を練っていかなくてはいけない．これらの詳細については，日本腎臓学会の**「CKD診療ガイド2012」**[1]を参照にしてほしい．本書に引用するにはあまりに情報量が多い．日本腎臓学会のウェブサイトから無料でダウンロードができるので，ぜひ中身を確認して日常臨床に生かしたい．

2）腎不全患者ではモニタリングが必須

腎不全に対する栄養療法の本質は，通常通りの栄養療法を行っていると，栄養ストレスにより病状や健康状態に悪影響を及ぼす可能性が高いということだ．腎不全を患う人に栄養療法を行う際には，少なくとも**体液量（体重）**，**血糖，BUN，K・Ca・Mg・Pの定期的なモニタリング**が必要である．

体液量のモニタリングとは，脱水や溢水になっていないか確認することである．BUNはタンパク質の代謝産物であり，タンパク質の摂取量が過剰であるときに上昇することがある．BUNの上昇は食欲不振につながることがあり，注意が必要だ．その他の項目では，血糖はともかく，通常の状態，すなわちカラダのホメオスタシスが保たれていれば，K・Ca・Mg・Pなどの電解質の値が大幅に狂うことは比較的に少ない．これらの値が狂うようであれば，それだけで入院の対象である．しかし，**腎不全が進行してくると，通常の食事でもこれらの値に異常がみられる**ようになる．もちろん，腎不全の患者さんで追っていくべき検査項目はこれだけでは不十分であるが，重要な点は，**腎不全を患う患者さんは通常の食事でも容易にカラダのホメオスタシスが破綻してしまう**，ということである．

❸ 腎不全によりカラダが消耗していく 〜タンパク質・エネルギー消耗（PEW）〜

　腎不全は悪液質の疾患である．近年，慢性腎臓病や急性腎障害（acute kidney injury：AKI）の患者さんにおいてタンパク質やエネルギーが枯渇していくことを**タンパク質・エネルギー消耗（protein-energy wasting：PEW）**と呼ぶことが提唱されている．PEWは①**血清アルブミンやトランスサイレチン，コレステロールの低値**，②**食事摂取量の減少を伴う体重減少**，③**筋肉量の減少**，の3つが揃ったものと定義されている[2]．腎不全でこのような消耗が起きるメカニズムは，図1のように説明されている．腎不全を患った場合，その影響が腎臓だけに限定されないということが重要な点だ．腎不全は全身病である．そして，炎症反応も伴うため，全身の異化反応が亢進している．結果，筋タンパク質の消耗が進んでいくのだ．

　腎不全を患う方への栄養療法が極めて難しく，複雑なものになっているのは，**腎不全になると，通常量の栄養の摂取でも栄養ストレスとなり，そのうえ，さまざまな理由によりカラダが消耗しやすくなっている**からだ．

　本書において腎不全における栄養療法の具体的な内容は，表2・3を示

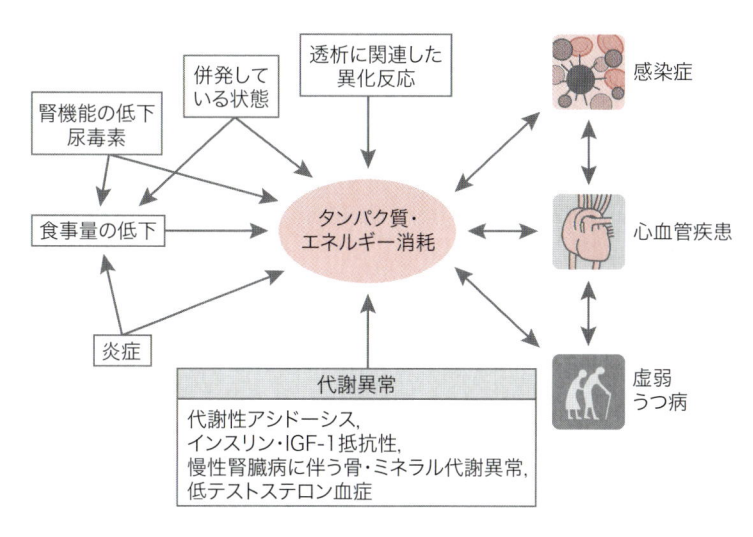

図1 ● 腎不全でタンパク質・エネルギー消耗（PEW）が起きるメカニズム
文献3より引用

表2 ● 慢性腎不全における各栄養素の制限の目安

栄養の指標	ステージ1～4 CKD	ステージ5血液透析	ステージ5腹膜透析
エネルギー (kcal/kg/日)	60歳未満：35 65歳以上：30～35	60歳未満：35 65歳以上：30～35	60歳未満：35 65歳以上：30～35 (透析液のエネルギーも含む)
タンパク質 (g/kg/日)	0.6～0.75	1.2	1.2～1.3
脂質 (%総kcal)	心血管疾患のリスクがある患者に対して 飽和脂肪酸10％未満，コレステロール250～300 mg/日		
ナトリウム (mg/日)	2,000	2,000	2,000
塩分換算 (g/日)	5	5	5
カリウム (mg/日)	血液検査の結果に応じて	2,000～3,000	3,000～4,000
カルシウム (mg/日)	1,200	食事と薬剤から 2,000以下	食事と薬剤から 2,000以下
リン (mL/日)	血液検査の結果に応じて	800～1,000	800～1,000
飲水 (mL/日)	正常の尿量では制限なし	1,000＋尿量	モニタリングを行う 1,500～2,000

文献4より引用

表3 ● PEWに対して経口摂取量を高めるための戦略

①食事量が低下している患者には食事制限をやめる
②経口の液体補助食品や軽食を提案する
③腸管麻痺やその他の消化器症状を治療する
④良好な血糖コントロールを行う
⑤電解質の異常を改善する
⑥うつ状態を評価し，適切に対応する

文献4より引用

す．参考文献はインドの学術誌に掲載されたものだ．実際にPEWに陥った患者さんの栄養療法を行う際に非常に参考になったので，本書に引用した．日本の「CKD診療ガイド2012」との記述の違いを確認するのも興味深いだろう．

特にPEWが進行してきた患者さんに対して，**表3**の経口摂取量を高めるため戦略という考え方は覚えておく価値がある．良好な血糖コントロールやうつ状態の評価・改善まで意識する必要があるという指摘は覚えておきたい．

❹ 心不全と栄養療法

心不全について簡単に説明する．心不全は腎不全同様，悪液質へ至る疾患であり，**心臓悪液質**（cardiac cachexia）と呼ばれる．心不全においては，主に**飲水制限と塩分制限**が大切な栄養制限になる．つまり，**体液が過剰にならないように注意する**．心不全では過剰な水分が病状を悪化させるストレスとなるのである．

心臓悪液質に対する栄養療法では，十分なエネルギーとタンパク質は必要になるだろう．しかし，具体的にどのような栄養療法を行えば，心臓悪液質を予防・改善できるのか，調べた限りではあまり参考となる記述がない．もともと悪液質の定義には，「従来の栄養サポートでは十分な回復が難しい」という表現があり，悪液質を栄養療法で克服しようという考えそのものに無理があるのかもしれない．しかし，栄養療法の可能性を信じたい．悪液質に対する最善の栄養療法という問題は，これからの検討課題といえるだろう．

❺ 肝不全と栄養療法

B型肝炎，C型肝炎，アルコール性肝炎，NASH（non-alcoholic steatohepatitis：非アルコール性脂肪性肝炎）など肝硬変に至る病気の有病率を考えれば，肝不全に遭遇する頻度はかなり高い．ここでは，慢性の肝機能障害である肝硬変や，劇症肝炎などの急性肝炎などを含めて，肝機能が著しく低下した状態を肝不全と呼ぶことにする．肝臓はいうまでもなく重要な臓器である．栄養療法を行ううえでは，最も重要な臓器と表現しても過言ではないだろう．

1）肝不全ではグルコース産生と尿素回路が障害される

これまで解説してきた通り，肝機能が低下している状態では，栄養療法

表4 ● 代謝における肝臓の主な役割

①グリコーゲンの合成と分解
②糖新生
③脂質の代謝
④ケトン体の合成
⑤タンパク質の代謝（アルブミン，CRPなど血清タンパク質の合成）
⑥アンモニアを尿素へ変換する（尿素回路）
⑦アルコール代謝
⑧薬剤の代謝

そのものの効果が薄れてしまうのは明らかだ．それは肝臓の役割を考えればよくわかる（**表4**）．

　消化管を経由して吸収される栄養素，特に糖質とアミノ酸は門脈を通り，はじめに肝臓に集められ，肝臓がそれらの栄養素の使い道を決めていく．さまざまな物質の合成に肝臓が深くかかわっている（第2章参照）．肝硬変のような肝臓の機能が著しく低下した状態では，どんなにしっかりと栄養を摂取したとしても，それらの合成能が低下してしまうのは避けられない．**肝不全とはそれらの栄養素をうまく利用できない状態**であるからだ．

　肝不全では，肝臓のグルコースを生み出す能力に障害をきたす．肝グリコーゲンの貯蔵量の減少や糖新生の障害（**memo**参照）により，夜間・空腹時に低血糖を認めやすくなる．特に肝硬変を患う人が夜間・空腹時の低血糖を認めるような場合には，低血糖を回避する手段として，**夜間就寝前補食**（late evening snack：LES）がある．

> **memo　糖新生の障害について**
> 肝不全のなかでも，肝硬変における肝グリコーゲンの貯蔵量の減少という記載はよくみられるが，糖新生の障害が起きるという記載はあまりみられない．しかし，肝グリコーゲンの貯蔵量が減少しても，糖新生の能力が保たれていれば理論的には低血糖をきたさないはずである．肝硬変を患う人が夜間・空腹時に低血糖を認めやすいことを考えると，肝グリコーゲンの代謝障害だけではなく，糖新生の障害を併発していると考えるのが妥当だろう．

　肝臓は，アミノ酸の代謝産物である有害なアンモニアを無害な尿素に変換する能力をもっている．肝不全ではアンモニアを無害化する能力，すな

わち，アンモニアを尿素へ変換する能力が落ちている．肝硬変において，血清アンモニア値の上昇がみられるのは，この尿素回路の障害により，アンモニアの処理能力が低下するからである．

2）肝不全患者へのタンパク質投与

肝性脳症や劇症肝炎のような状態ではタンパク質制限が必要とされているが，一般的に，**肝性脳症を伴わない肝硬変を患う人に対しては，むしろタンパク質制限を必要としない**．1.2g/kg/日とむしろ十分量のタンパク質の摂取が推奨されている[5]．

低アルブミン血症（3.4g/dL以下）を伴う肝硬変の患者さんには，分岐鎖アミノ酸（branched-chain amino acid：BCAA，バリン，ロイシン，イソロイシン）顆粒製剤であるリーバクト®配合顆粒や肝不全用経腸栄養剤であるヘパンED®（成分栄養剤：医薬品），アミノレバン®EN（半消化態栄養剤：医薬品），ヘパスⅡ®（半消化態栄養剤：食品）などを使用することによって，血清アルブミン値を改善させることができるという研究結果が集積されている．

肝不全に対する栄養療法で重要な点は，タンパク質の投与が栄養ストレスとなっていないかどうかを見極めることである．具体的には，**肝性脳症の有無や血清アンモニアが上昇していないかを確認する**ことになる．少なくとも，肝性脳症を認めるような場合，タンパク質の過剰摂取がその一因となっている可能性が高いため，タンパク質の投与量と質を見直す必要がある．

❻ 呼吸不全と栄養療法

呼吸不全は，ARDS（acute respiratory distress syndrome：急性呼吸窮迫症候群）やALI（acute lung injury：急性肺傷害）のような急性呼吸不全と，COPD（chronic obstructive pulmonary disease：慢性閉塞性肺疾患）のような慢性呼吸不全にわかれる．ここではCOPDの栄養療法について簡単にふれる．

ちなみに，最近になってARDSの新たな診断基準が提唱されている（**表5**）．今後はALIという言葉が使われなくなっていくのかもしれない．

COPDに使用される経腸栄養剤に**プルモケア®-EX**というものがある．

表5 ● ARDSの新しい診断基準

発症時期	1週間以内 （既知の臨床的侵襲もしくは呼吸器症状の出現・増悪から）
胸部画像所見	両肺野の陰影 （胸水や無気肺，結節だけでは説明のつかないもの）
浮腫の成因	呼吸不全（心不全や体液過剰だけでは説明のつかないもの）リスク因子がない場合は静水圧性肺水腫を除外するために客観的評価（心エコーなど）を要する
酸素化	軽　症：200 mmHg＜P/F≦300 mmHg（PEEP/CPAP≧5 cmH20） 中等症：100 mmHg＜P/F≦200 mmHg（PEEP≧5 cmH20） 重　症：P/F≦100 mmHg（PEEP≧5 cmH20）

文献5より引用

表6 ● 呼吸商と経腸栄養剤

三大栄養素	呼吸商	プルモケア®-EX	エンシュア・リキッド®
糖質	1.0	28.4％	54.5％
タンパク質	0.8	16.8％	14.0％
脂質	0.7	54.8％	31.6％

　この経腸栄養剤の特徴は，一般的な経腸栄養剤に比べて**脂質の含有量が増加している**．これは糖質と脂質の呼吸商の違いを利用したものだ．

　呼吸商（respiratory quotient） とは，ある時間においてカラダの中で栄養素が分解されてエネルギーに変換するまでの酸素消費量に対する二酸化炭素の排出量の体積比を示している．三大栄養素の呼吸商は，糖質が1.0，タンパク質が約0.8，脂質が約0.7となっている．呼吸商が大きければ大きいほど酸素の消費量が増え，二酸化炭素の産生量が増える．つまり，**糖質は脂質に比べて，二酸化炭素を多く産生し多く排出する**ことになる．

　一般的な組成の経腸栄養剤であるエンシュア・リキッド®の三大栄養素のエネルギー比は，糖質54.5％，タンパク質14.0％，脂質31.6％であるが，**プルモケア®-EXは，糖質28.4％，タンパク質16.8％，脂質54.8％と低糖質・高脂質**となっている（**表6**）．糖質の量を抑え，脂質を多くすることで，酸素の消費量を抑え，二酸化炭素の産生量を減らすことができるというわけだ．

このように，呼吸不全の状態を改善させるために，低糖質・高脂質食を行う考え方がある．呼吸不全のときには糖質を多く摂取することで呼吸状態を悪化させる可能性があるのだ．これも栄養ストレスと考えていいだろう．

❼ 複数の臓器不全を合併しているときはどうするか

ここまでそれぞれの臓器不全に対して，どのような栄養療法が望まれるか説明してきた．しかし，現実的に問題なのは，**複数の臓器不全が合併しているケースが多い**ということである．腎不全と心不全がある人，肝不全とCOPDがある人，この稿で説明した臓器不全をすべてもっている人．もはや何を優先していいかわからなくなる．

少なくとも，栄養療法がストレスになるような状態は避けたい．臓器不全の数が増えれば増えるほど，効果的な栄養療法を行うのが難しくなる．この場合は試行錯誤しかない．ストレスにならないような栄養療法のメニューを設定して，ある一定期間の後に状態を評価する．ストレスになっているようであればメニューを調整する．そして再評価を行う．臓器不全に対する栄養療法はこれを繰り返していくしかないだろう．これ以外の近道はないといえる．粘り強くやっていこう．

Point
- 臓器不全があると栄養ストレスがさらに顕著になる
- それぞれの臓器不全で何が栄養ストレスになりやすいかを覚えておこう
- 複数の臓器不全を合併している場合には，より慎重な栄養療法を心掛けよう

参考文献

1) 「CKD診療ガイド2012」（日本腎臓学会/編），東京医学社，2012
   http://www.jsn.or.jp/guideline/pdf/CKDguide2012.pdf#search='CKD％E3％82％AC％E3％82％A4％E3％83％89'
   （日本腎臓学会のウェブサイトからダウンロードできる）
2) Fouque, D. et al. : A proposed nomenclature and diagnostic criteria for protein-energy wasting in acute and chronic kidney disease. Kidney Int., 73 : 391-398, 2008
3) Carrero, J. J. et al. : Etiology of the protein-energy wasting syndrome in chronic kidney disease: a consensus statement from the International Society of Renal

Nutrition and Metabolism (ISRNM). J Ren Nutr., 23 : 77-90, 2013
4) Jadeja, Y. P. & Kher, V. : Protein energy wasting in chronic kidney disease : An update with focus on nutritional interventions to improve outcomes. Indian J Endocrinol Metab., 16 : 246-251, 2012
5)「静脈経腸栄養ガイドライン 第3版」(日本静脈経腸栄養学会/編), p248-257, 照林社, 2013
6) The ARDS Definition Task Force : Acute Respiratory Distress Syndrome The Berlin Definition. JAMA, 307 : 2526-2533, 2012

第4章 章末問題

Q 1 栄養天秤における栄養素の摂取量に影響する因子をあげよ．

Q 2 栄養天秤における栄養素の必要量に栄養供する因子をあげよ．

Q 3 一般的に入院している患者さんにとって，グルコース毒性が問題となるのはどんな場合か．

Q 4 内因性のエネルギー源と外因性のエネルギー源とは具体的に何を指すか．

Q 5 静脈栄養が経腸栄養と比べて，栄養素の代謝の点で大きく異なる点をあげよ．

Q 6 permissive underfeedingとはどのような治療戦略か．わかりやすく説明せよ．

Q 7 腎不全を患う人に栄養療法を行う際にモニタリングするべき項目をあげよ．

Q 8 腎不全におけるタンパク質・エネルギー消耗（PEW）とはどんな状態か．説明せよ．

Q 9 PEWに対して経口摂取量を高めるための戦略とは具体的にどんな内容か．

Q10 心不全を患う方の栄養療法において注意すべき点は何か．

Q11 肝不全を患った場合，代謝に与える影響は計り知れない．代謝における肝臓の主な役割について，説明せよ．

Q12 肝硬変を患う方が夜間・空腹時に低血糖を認めるような場合，低血糖を回避する手段としてどんなものが考えられるか．

Q13 低アルブミン血症（3.4g/dL以下）を伴う肝硬変を患う人にはどんな栄養療法が推奨されるか．

Q14 肝不全に対する栄養療法において，タンパク質の投与が栄養ストレスになっていないかどうかを確認する手段は何か．2つあげよ．

Q15 呼吸商（respiratory quotient）とは何か．説明せよ．

解答と解説

A1 食事の摂取量と消化・吸収能，それぞれさまざまな因子がかかわるが，経口摂取，経腸栄養を行うときに，実際に投与された食事の摂取量だけでなく，それらが実際に吸収されているかどうかを確認する必要がある．具体的には，ひどい下痢が続いているような場合には，投与された栄養が十分に吸収されていない可能性がある．→第4章-1 図2参照

A2 環境要因，病気，発熱，生理的ストレス，成長，精神的ストレスなど．栄養療法においては，栄養素を受け取るヒトのカラダがどのような状態になっているかを正確に把握する必要がある．栄養素の必要量はさまざまな因子により変化するためである．→第4章-1 図2参照

A3 →第4章-1 表2参照

A4 **内因性のエネルギー源**：グリコーゲン分解や糖新生によるグルコース産生，脂肪の分解によって遊離された脂肪酸やグリセロール，脂肪酸から作られるケトン体など．
外因性のエネルギー源：食事，経腸栄養，静脈栄養．
→第4章-1 ❺参照

A5 初回に門脈及び肝臓を通過しない点．このため，栄養素の使い道を調整している肝臓や膵臓がうまく機能しない可能性がある．→第4章-1 ❺参照

A6 急性期の患者では，栄養療法による，特に高血糖などの栄養ストレスが問題となることが多いため，初期では栄養の投与量が少なめになってしまっても大目にみようという治療戦略．無思慮な栄養療法に注意を喚起するキーワードである．→第4章-1 ❻参照

A7 体液量（体重），血糖，BUN，K・Ca・Mg・P．→第4章-2 ❷参照

A8 ①血清アルブミンやトランスサイレチン，コレステロールの低値，②食事摂取量の減少を伴う体重減少，③筋肉量の減少，の3つが揃ったもの．
→第4章-2 ❸参照

A9 →第4章-2 表3参照

PEWを患う人だけでなく，食事量が低下したすべての人に対して参考になる戦略である．

A10 適切な飲水制限と塩分制限．→第4章-2 ❹参照

A11 →第4章-2 表4参照

肝臓の役割を知ると，肝臓が代謝においてどれほど重要な臓器であるかがよくわかる．

A12 夜間就寝前捕食（late evening snack：LES）．肝硬変などの肝不全では，肝臓のグルコースを生み出す能力に障害をきたすため，夜間・空腹時に低血糖を認めやすくなる．→第4章-2 ❺参照

A13 分岐鎖アミノ酸（BCAA）製剤であるリーバクト®顆粒や肝不全用経腸栄養剤であるヘパンED®，アミノレバン®EN，ヘパスⅡ®などを使用することによって，血清アルブミン値を改善させることができるという研究結果が集積されている．→第4章-2 ❺参照

A14 肝性脳症の有無，血清アンモニア値．→第4章-2 ❺参照

A15 呼吸商とは，ある時間においてカラダの中で栄養素が分解されてエネルギーに変換するまでの酸素消費量に対する二酸化炭素の排出量の体積比を示している．

三大栄養素の呼吸商は，糖質が1.0，タンパク質が約0.8，脂質が約0.7である．呼吸商が大きければ大きいほど，酸素の消費量が増え，二酸化炭素の産生量が増える．→第4章-2 ❻参照

Column 3

あまりに難解な栄養療法の成書,論文たち

　栄養療法の勉強を続けていくと，きっと「Modern Nutrition in Health and Disease」や「Krause's Food & the Nutrition Care Process」のような成書を手にすることになるだろう．または，「INTENSIVIST Vol.3 No.3（特集：栄養療法）」のような最新の知見を集めた雑誌や論文に目を通すことになる．そこで新しい困難に気付く．読んでいても，何が書いてあるか内容が理解できないのだ．

　これは言語の問題ではない．英語が得意な人だとしても，「Modern～」の一項目でも読めばわかる．内容があまりに広範過ぎるのだ．たとえば，「手術，感染症，外傷の栄養（Nutrition in Surgery, Infection, and Trauma）」の「異化亢進状態（The Hypercatabolic State）」では，手術や感染症，外傷を患った人の筋タンパク質の分解が亢進してしまう機序が示されている．そこに書かれている内容は，病気のことはもちろんのこと，糖質，脂質，タンパク質の代謝の変化，SIRSやサイトカインについて，エピネフリン，コルチゾール，インスリン，グルカゴンなどのホルモンについてなどであり，深く理解するには，臨床から基礎医学の領域まで幅広い知識が要求される．

　代謝の変化について書かれるので，ATPはもちろん登場するし，解糖系，クエン酸回路，電子伝達系，グリコーゲン，糖新生，脂肪酸のβ酸化，ケトン体なども当然の知識として書かれている．もちろん，筋タンパク質の分解がテーマなので，タンパク質の分解や合成についても言及され，それぞれのアミノ酸レベルで説明されている．SIRSが出てくれば，サイトカインの知識は必須であり，さらに細胞内でのシグナル伝達の知識まで要求される．そして，SIRSのようなストレスに脳が反応して，さまざまなホルモンが分泌され，それぞれのホルモンの影響により栄養素の代謝が変化するのだ，と続く．

　正直な話，一読しただけでは何を言っているかわからないし，理解したとしても本当に臨床に役に立つのだろうか，と思ってしまう．「Modern～」の一項目を読むためだけに，生化学・生理学・免疫学・組織学などの基礎医学の深い知識が必要となってくる．だから，成書を開いて勉強しようとする意欲的な人でも，この現実を目の当たりにして心が折れる．これでは勉強ができない，と．一生懸命に臨床をやっている医療従事者が改めて基礎医学に戻って勉強するのはあまりに敷居が高すぎる．

　そこで本書では，臨床に必要な基礎医学の知識もわかりやすく解説した．まずは本書で概要を理解してから成書へとステップアップしてほしい．

第5章 栄養療法がうまく行っているか評価する

1. 血液・尿検査の見かた, 考え方

レジ 「臓器不全があると, 栄養ストレスが顕著になりやすいのかぁ」

しみず 「健康であれば何でもない栄養療法でも, 臓器不全があると途端にストレスの原因になってしまうんだ」

レジ 「栄養療法をうまくやるなら, 各臓器の状態をきちん把握しておく必要がありますね」

しみず 「目の前の患者さんがどんな状態なのか, 栄養療法をどこまで受け入れられるか, これをきちんと確認する」

レジ 「栄養療法を受け入れられるか…. そういう発想は今までなかったですね」

しみず 「そして, 栄養療法を実施した後に重要になるのがモニタリングだ」

レジ 「つまり, 自分が実施した栄養療法が成功しているかを評価するということですね」

しみず 「そうそう, PDCAサイクルというでしょ. 計画 (Plan) して実施 (Do) したら, 評価 (Check) して改善 (Act) するわけよ」

レジ 「問題はどうやって評価するかですね」

しみず 「やっぱりまずは血液・尿検査だろうね」

レジ 「そうなりますね」

❶ 最も重要なのはモニタリング

　　効果的な栄養療法を行うにあたって**最も重要なのがモニタリング**である. 事前に患者さんの状態をどんなにきちんと把握したとしても, 計画した栄養療法が適切かどうかは実際にやってみなければわからない. うまく行っていないと感じれば, すぐに修正する必要がある. このためにはやは

り血液検査を有効に使えるようにしておきたい．というのも，**栄養状態はかなり悪化した段階にならなければ，自覚症状をほとんど認めないから**だ．栄養不良や栄養ストレスが進行し，それに伴う自覚症状が出現してから対応し始めるのでは介入が遅すぎると言わざるを得ない．できる限り栄養不良や栄養ストレスを未然に防ぎたい．

❷ まず既往歴と処方内容で当たりをつける

血液・尿検査を行う前に，まず既往歴と処方薬の内容を確認したい．これらの情報を得ることによって，血液検査のどの項目を重点的に調べる必要があるのかわかるからだ．

1）既往歴

表1は栄養療法を行ううえで，確認しておきたい既往歴を示した．

たとえば，**肝硬変の既往があれば，Child-Pugh分類の項目である血清アルブミン，血清ビリルビン，プロトロンビン活性値（PT）は最低でも確認しておきたい**．肝硬変が進んだ状態では栄養療法の行動指針が変わる可能性がある．経口摂取，経腸栄養にしても，経静脈栄養にしても，通常のアミノ酸製剤より，分岐鎖アミノ酸製剤を使用した方がよい場合が出てくる．

肝硬変といわれていても定期的にフォローがされていない場合は，B型肝炎，C型肝炎などの各種抗原，抗体，ウイルス量を確認した方がよいこともある．ここまでくると栄養療法の範疇を超えてしまうが，肝硬変に対

表1 ● 血液・尿検査の前に確認したい既往歴と注目すべき検査項目

既往症	検査項目
慢性腎臓病	Cre, eGFR
肝疾患（脂肪肝，慢性肝炎，肝硬変）	血清アルブミン, ビリルビン, PT
心不全	BNP, NT-ProBNP
糖尿病	血糖, HbA1c（NGSP）
脂質異常症	T-Cho, LDL-C, HDL-C, TG
甲状腺機能亢進症・低下症	TSH, FreeT$_3$, FreeT$_4$
悪液質疾患（癌，慢性感染症，関節リウマチなどの膠原病，COPDなど）	CRP

して適切な診断・治療がされていない場合，長い目でみれば，今後，肝機能がさらに悪化していくことが予想される．適切なフォローがされていなければ，次回の入院のときに肝硬変の状態が進み，栄養状態に悪影響を及ぼす可能性が高い．担当した患者さんの将来の栄養状態を守るのであれば，肝硬変を見過ごすわけにはいかないということになる．

2）処方薬

既往歴だけではなく，処方薬の内容もきちんと確認したい．自分が所属している医療機関ですべての病気をフォローしている場合ならいいが，多くの患者さんは複数の医療機関から処方を受けている．**入院加療を行う際には処方薬を見直す機会にもなるし，処方薬の内容を確認することで，既往歴の見落としを防ぐことができる．**

3）患者さんからの聴取

医療機関からの紹介状がない場合，既往歴は患者さんから聴取することになるが，その患者さん自身が自分の病気をよく把握していないことがある．私自身，内科の外来をしているときに，紹介状を持ってきた患者さんに「ここには腎臓が少し良くないと書かれていますがご存じですか？」と改めて確認するようにしている．その際，多くの患者さんは自分が診断を受けている病気を正確に理解していない．このような事情があるため，**既往歴という情報は非常に漏れやすく，不正確な情報となりやすい．**しかし，これほど重要な情報はないので，注意深く集めるようにしたい．

❸ 入院時に確認しておきたい血液検査

既往歴・処方内容を確認したうえで，いよいよ血液検査をオーダーすることにしよう．血液検査では，入院時に状態を把握するために行う項目とその後のフォローに用いる項目がある．基本的に栄養療法を行おうと思ったら，まず表2の項目を確認したい．

表2は標準的な検査項目に比べて多く示してある．すべての項目をすべての患者さんに行うのは現実的ではないという声もあるだろう．しかし，これらの項目の異常値は栄養療法の調整を迫られるものとなる．以下，特に重要な項目について説明を加えていく．

表2 ● 栄養療法に必要な血液検査の項目

血算	白血球数, Hb（ヘモグロビン）, MCV（平均赤血球容積）, 血小板
血清タンパク質	TP（血清総タンパク質）, Alb（アルブミン）, CRP
腎機能	BUN（血中尿素窒素）, Cre（クレアチニン）, eGFR
肝機能	AST, ALT, LDH, γ-GTP, ALP, Ch-E, ビリルビン, PT
心機能	BNPもしくはNT-ProBNP
甲状腺機能	TSH, FreeT4
電解質	Na, K, Cl, Ca, Mg, 無機リン
糖代謝	血糖, HbA1c（NGSP）
脂質代謝	T-Cho（総コレステロール）, TG（中性脂肪）
その他	CK（クレアチニンキナーゼ）, アミラーゼ, 尿定性・沈渣

❹ 血算の栄養療法的な見かた

1）白血球数と血小板

　白血球数は血液像までみれば，総リンパ球数がわかるようになっている．これは栄養状態の指標としても用いられる．たとえば，術前の栄養状態を評価する指標として，**予後栄養指数（prognostic nutritional index：PNI）**がある．PNIには，Buzbyらと小野寺らが提案したものがそれぞれ存在するが，小野寺のPNIでは，総リンパ球数を栄養状態の1つの指標として取り入れている（**表3**）．血小板については，肝機能障害の指標として基礎値が低下していないかどうかを確認したい．

2）HbとMCV

　栄養療法において，最も確認しておきたいのは**ヘモグロビン（Hb）**と**MCV（平均赤血球容積）**だろう（**表4**）．

❶小球性貧血

　HbおよびMCVが低い場合を小球性貧血という．その最も多い原因が鉄欠乏性貧血である．この場合は，血清鉄，フェリチン，TIBC（総鉄結合能）を確認し，必要に応じて鉄剤（内服もしくは点滴静注）を開始したい．もちろん鉄欠乏の原因となる出血や慢性炎症を見落とさないようにしたい．

表3 ● 予後栄養指数[1, 2]

BuzbyのPNI＝158－（16.6×Alb）－（0.78×上腕三頭筋皮下脂肪厚）－（0.22×トランスフェリン）－（5.8×遅延性皮膚過敏反応）	
PNI＜40：低度リスク，40≦PNI＜50：中等度リスク，50≦PNI：高度リスク	
小野寺のPNI＝（10×Alb）＋（0.005×総リンパ球数）	
PNI≦40：切除吻合禁忌，40＜PNI：切除吻合可能	

表4 ● 貧血があるときのMCVと鑑別疾患

MCV（平均赤血球容積）	鑑別疾患
80fL未満（小球性）	鉄欠乏性貧血，出血，慢性炎症
80〜100fL（正球性）	急性出血，腎性貧血，薬剤性
100fL以上（大球性）	ビタミンB_{12}貧血，葉酸欠乏性貧血

❷大球性貧血

また，Hbが低くくMCVが高いときを大球性貧血という．この場合はビタミンB_{12}・葉酸欠乏が原因となっている可能性がある．特に胃全摘術などを施行している人（ビタミンB_{12}の吸収障害），アルコール依存症の人（アルコールは葉酸の代謝を阻害）では確認したい．

ただし，あくまで目安であり，MCVの値だけで鑑別疾患を狭めないようにしたい．

❸貧血の治療

鉄・ビタミンB_{12}・葉酸欠乏性貧血は，これらの栄養素を投与することで比較的に簡単に貧血を改善させることができるので，**最も効果的な栄養療法**といってもいい．栄養療法に否定的な医療従事者でも，これらの貧血を治療するのに鉄やビタミンB_{12}・葉酸を投与しない者はいないだろう．欠乏した栄養素を補うという意味でも，これらの貧血をすくい上げ，治療を開始することが重要だ．

❹貧血の鑑別

また，**貧血をみたら，急性・慢性にかかわらず，出血はしていないかどうかを必ず確認**したい．特に消化管出血ではBUNが上昇していることが多い．しかし，BUNが上昇していない消化管出血も存在するので，除外するには注意が必要である．

貧血の鑑別疾患ではその他にも，鉛中毒，サラセミア，各種の溶血性貧

血，骨髄異型性症候群，寒冷凝集素症，マラリア，再生不良性貧血，白血病などがあるが，説明は割愛する．ここで強調したいのは，**栄養素の投与で改善できる貧血を見逃さない**という点である．

❺貧血改善がもたらすもの

貧血の改善は栄養療法を成功させるためにも非常に重要である．ヘモグロビンが酸素を全身に運んでいるからだ．**細胞がグルコースから十分なエネルギーを得るためには，十分な酸素が必要**である．エネルギー代謝の詳細については**番外編**を参照にしてほしい．

また，**貧血の改善は，褥瘡や手術創などの創傷治癒の促進につながる**．栄養療法を行うときはヘモグロビンの低下に敏感になっていた方がよいだろう．

❺ 血清タンパク質の栄養療法的な見かた

血清総タンパク質（TP），血清アルブミン（Alb），CRPの3種類の指標を用いて，血清タンパク質の状態を確認する．

1）Albの重要性

Albは血清タンパク質のなかで最も多く，およそ60％を占める．Albは，ホルモン，酵素，薬剤，ミネラル，電解質，脂肪酸，アミノ酸などさまざまなものと結合して，全身へ運んでいく．Albの最も重要な役割は，**血清浸透圧の維持**である．およそ80％の血清浸透圧がAlbの存在による．低Alb血症を認める場合，このようなAlbの機能に障害が生じることになる．Albほどさまざまな役割を担っている血清タンパクはないといってもよいくらいだ．

栄養療法において，TPは必ずしも測定する必要はないが，TPとAlbの解離があるとき，IgGなどの免疫グロブリンの上昇を示唆するので，隠れた疾患を発見するのに役立つ．特に低Alb血症を認めるのに，TPが低下していないという場合には，タンパク質電気泳動や免疫グロブリンを確認しておきたい．

2）AlbとCRPをセットでみる

それでは，どのようにAlbとCRPをみていくかを考えていく．まずAlb

値による鑑別疾患を**表5**に示す．

　栄養療法では，低Alb血症（3.4g/dL以下）ばかりに注目されるが，高Alb血症も見逃せない所見だ．高Alb血症は多くの場合，脱水（血管内液の濃縮）によるものだ．Albで脱水を診断することは一般的ではないが，少なくとも高Alb血症をみたら，脱水の存在を念頭に置きたい．

　続いて，低Alb血症に遭遇した場合，他の鑑別疾患を考える前にとにかく**CRPをみよう**．今みている低Alb血症に炎症の関与があるかどうかを確認する．少なくともCRPが上昇していれば，何らかの炎症が存在すると考えていい．もちろんCRPが上昇していない状態でも，炎症が存在することはある．そのときは，SIRS（全身性炎症反応症候群）の基準を満たすかどうか，バイタイルサイン（発熱，脈波数，呼吸数）と白血球数を確認する．CRPの上昇を認めず，SIRSの診断基準を満たさなければ，多くの場合，炎症が関与していないといえるが，それでも，慢性炎症が続く**悪液質疾患（悪性腫瘍，慢性感染症，膠原病，慢性臓器不全など）ではCRPも上昇せず，SIRSにもならないことがある**．それは病歴をしっかり聴取し，身体所見を確認して悪液質疾患を見逃さないように心掛けるしかない．

　重要な点は**AlbはCRPとセットでみる**ということだ．CRPが上昇しているときには，肝臓でのAlbを合成する力が低下している．高CRP血症は栄養状態を改善するためにも，原疾患を治療するという意味でも，できる限り早く原因を特定し，改善するべく適切な治療を開始するようにしたい．

　また，Albが正常範囲または高値でも栄養状態が悪い可能性もある．たとえば食欲不振があって十分な食事量が確保できていなくてもその期間が

表5 ● 血清アルブミン値の鑑別疾患

血清アルブミン値	原因
5.0 g/dL 以上	脱水（血管内液の濃縮）
3.5〜5.0 g/dL	正常範囲
3.4 g/dL 以下	うっ血（血管内液の希釈） ネフローゼ症候群 肝硬変 甲状腺機能異常 消化不良症候群 炎症性疾患 低栄養状態

短ければ，Albが正常範囲内でCRPの上昇を認めないということがある．食事を十分に摂れていないのに栄養状態に問題がないというのはおかしな話なので，この場合はAlb・CRPを栄養状態と関連づける必要はない．

それならAlbとCRPを測定する意義が薄いと思われるかもしれない．しかし，**低Alb血症と高CRP血症が重なれば疑いようもなく栄養状態が悪い**と考えてよい．少なくとも血清タンパク質の合成は正常な状態ではない．低Alb血症と高CRP血症のどちらか片方だけが存在しても早急に解決すべき状態である．

基本的なことだが，Alb・CRPともに肝臓が合成しているタンパク質である．肝硬変の場合は言うまでもなくAlbの合成能が落ちて低Alb血症をきたすが，同時にCRPの合成能も落ちている．**肝硬変では，全身で強い炎症反応が起きていてもCRPが上昇しないことがある**ことを頭に入れておきたい．

❻ リスクが高い患者さんでは追加検査が必要

栄養状態にかかわらず，入院時検査では一般的な血液検査を行う（表2）．もし低Alb血症を認める場合であれば，肝硬変の指標であるPT，心機能（BNPもしくはNT-ProBNP），甲状腺機能（TSH，FreeT$_4$）を確認したい（図1）．

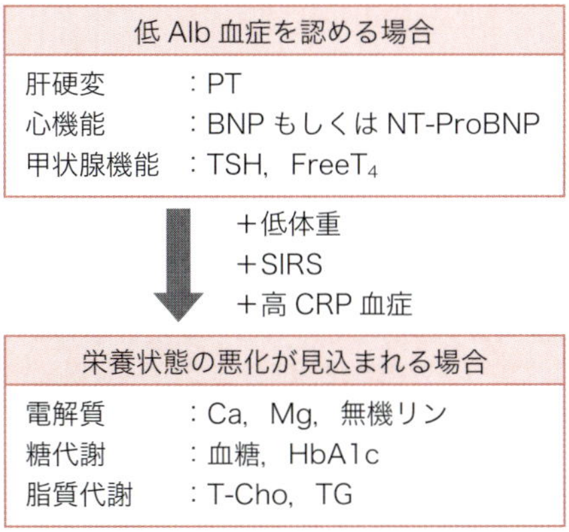

```
┌─────────────────────────────────┐
│       低Alb血症を認める場合        │
├─────────────────────────────────┤
│ 肝硬変      ：PT                 │
│ 心機能      ：BNPもしくはNT-ProBNP │
│ 甲状腺機能  ：TSH，FreeT$_4$      │
└─────────────────────────────────┘
              ↓ ＋低体重
                ＋SIRS
                ＋高CRP血症
┌─────────────────────────────────┐
│     栄養状態の悪化が見込まれる場合   │
├─────────────────────────────────┤
│ 電解質    ：Ca，Mg，無機リン      │
│ 糖代謝    ：血糖，HbA1c           │
│ 脂質代謝  ：T-Cho，TG             │
└─────────────────────────────────┘
```

図1● 高リスク患者における血液検査

さらに**低体重，SIRS，高CRP血症**が重なり，今後，栄養状態の悪化が見込まれるのであれば，**Ca・Mg・無機リンを含めた電解質，糖代謝（血糖，HbA1c），脂質代謝（T-Cho，TG）を追加で確認**する．

というのも，栄養状態の悪化が予想されるのであれば，積極的な栄養療法を行う可能性があるからだ．積極的な栄養療法のリスクとして，リフィーディング・シンドロームがある．これを回避するためにMgや無機リンの動向を確認しておく必要がある．

既往歴に糖尿病や脂質異常症がなくても，投与する糖質や脂質の量が多くなれば，高血糖や高中性脂肪血症を認める可能性がある．やはり入院時に糖代謝・脂質代謝の基礎値を確認していくことが大切である．

❼ 三大栄養素のモニタリングの行い方

栄養療法を施行中に三大栄養素である糖質・脂質・タンパク質の投与が適切かどうかについては，**表6**が基本の考え方になるだろう．

1）糖質と脂質の過剰投与を疑う所見

表6をわかりやすいところから説明していこう．糖質および脂質の摂取量が過剰であれば，高血糖および高中性脂肪血症を認めることが多い．

❶糖質が過剰な場合

糖質の過剰摂取による高血糖はわかりやすい．よくみられるのは，**静脈栄養によるグルコースの過剰投与や経腸栄養剤などに含まれる消化・吸収が容易なデキストリンなどの糖質の過剰投与によって高血糖をきたすこと**だ．また，実際には糖質の量がそれほど多くなくても，糖尿病患者や炎症反応を伴っている場合，急性疾患のストレスがあれば，高血糖を認めやすい．いずれにしても，高血糖を認める場合は糖質による栄養ストレスが存

表6 ● 三大栄養素のモニタリングにおける基本的な考え方

栄養素	少ないと考えられる場合	過剰と考えられる場合
糖質	高ケトン体血症（血糖正常）	高血糖
脂質	低T-Cho血症，低中性脂肪血症	高中性脂肪血症
タンパク質	窒素バランスが負， 尿中3-メチルヒスチジン高値	BUNの上昇

在すると考えてよいので，何らかの手段を用いて血糖コントロールを行う必要がある．高血糖の対応については**第6章-2**でさらに深くまで踏み込みたい．

❷脂質が過剰な場合

脂質の過剰投与は高中性脂肪血症という形でみられるのが最も多いだろう．少なくとも**高中性脂肪血症をみかけたら，脂質の量とともに糖質の量も見直したい**．第2章-3で説明したように，食事として得たグルコースの40％が中性脂肪に変換されることを考慮すれば，糖質の過剰投与でも高中性脂肪血症をきたしうる．T-Choについては中性脂肪より急激な変動をあまりしない印象があるが，高T-Cho血症では少なくともまず脂質の過剰を考慮するべきだろう．

❸血糖・中性脂肪・T-Choの測定の意義

重要な点は，糖質と脂質による栄養ストレスを回避するには，**血糖，中性脂肪，さらにはT-Choを測定する必要がある**ということだ．測定しなければ評価もできない．栄養療法だといって糖質・脂質を強制的に投与しようと計画を立て実施するのであれば，血糖・中性脂肪・T-Choを経時的に測定していきたい．

2）糖質と脂質の不足を疑う所見

❶脂質が不足している場合

今度は糖質と脂質が足りない場合だが，わかりやすいのは脂質の方である．**明らかな低T-Cho，低中性脂肪血症であれば，脂質の不足を考慮するべきだ**．スタチンやフィブラート系薬剤が投与されてない状況下で低T-Cho，低中性脂肪血症を認める状況は限られており，少なくとも脂質の摂取量が不足していないかどうかを確認した方がよい．

❷糖質が不足している場合

糖質の摂取量が足りないことを確認するのは実は難しい．**第2章-2**で説明したように，血糖値が下がりそうになると，ヒトのカラダはグリコーゲン分解や糖新生を行い，血糖値を維持する方向に進むからだ．**糖質が足りないからといって低血糖にはなるとは限らない**．低血糖はヒトのカラダにとって致命的な状態なので，糖質が不足してもそう簡単にはならない仕組みになっている．

血糖値が正常範囲内にもかかわらず，高ケトン体血症を認めれば，糖質の摂取量が不足している可能性がある．**高血糖かつ高ケトン体血症であれば，糖質の不足よりもインスリンの作用不足を考えるべき**だ．後者は糖尿病性ケトアシドーシスなど重篤な状態へ移行しうるので，注意が必要である．

　判断が難しいのは，血糖値が正常範囲であり，かつ高ケトン体血症を認めた場合，糖質を補給する必要があるかどうかだ．極度な糖質制限食では高ケトン体血症を日常的に認めることがいわれており，これを病的，栄養状態が悪いとする根拠がない．

　しかし，何らかの疾患を患う入院中の患者さんにおいては，高ケトン体血症を伴うような糖質制限は控えるべきだと私は考える．重症病態，炎症，ストレスにさらされた患者さんにとって糖質が足りなければ，筋タンパク質の分解が急激に進んでしまう可能性がある．さらに，そのような状態ではインスリンの作用不足に陥っている可能性も出てくるからだ．このため，患者さんに高ケトン体血症がみられるようであれば，少なくとも原因が糖質不足によるものではないかどうかを確認した方がよいだろう．

3）タンパク質の過剰を疑う所見

　タンパク質の過剰摂取の場合，BUNの上昇を認める．特に腎不全の人ではそれが顕著である．栄養療法を行っていて，BUNが上昇するようなときはまずタンパク質の過剰摂取を除外したい．

表7 ● Bun/Cre比が上昇する原因と対策

原因	主な状況	対策
タンパク質の摂取過剰	高タンパク食，経腸栄養，中心静脈栄養	タンパク質の投与量を見直す
タンパク質の異化亢進	エネルギーの摂取不足	十分なエネルギーの投与
	外傷，手術，癌，重症感染症	原疾患の治療
	ステロイドの使用	可能であれば中止
出血	消化管出血	止血
血中尿素窒素（BUN）の排泄障害	急性腎不全	急性腎不全の治療
	慢性腎不全	タンパク質制限食
	尿路閉塞	尿路閉塞の解除
血液の濃縮	脱水	補液

しかし，医療においては何事も複数の理由を考えなくてはいけない．表7にBUN/Cre比が上昇する原因とその対策を示した．

消化管出血，急性腎不全，尿路閉塞は放置すれば致命的でもあるので見逃さないようにしたい．エネルギー摂取不足，外傷，手術，癌，重症感染症，ステロイドの使用は，いずれもタンパク質の異化が亢進するためにアミノ酸が尿素へ代謝され，結果的にBUN/Cre比の上昇をもたらす．

これまで飢餓の適応やストレス反応を詳しく説明してきたのは，このようなBUN/Cre比の上昇の理由を生理学や生化学的な知見から理解するためである．

4）タンパク質の不足を疑う所見

一方，タンパク質が足りないのを判断するのは，24時間の蓄尿を行い，尿中尿素窒素（urinary urea nitrogen：UUN）を測定して，摂取した窒素と比較する**窒素（N）バランス**をみる．もしくはタンパク質異化指標としての**蓄尿3-メチルヒスチジン**を測定する．窒素バランスが負，もしくは蓄尿3-メチルヒスチジンが高値であれば，筋タンパク質などの異化が亢進していると考えられる．

表8に窒素バランスの式を示した．一般的にタンパク質の16%を窒素

表8 ● 窒素（N）バランス

窒素バランス（g/dL）=
｛タンパク質摂取量（g）× 0.16 －（24時間蓄尿における尿中尿素窒素＋4）

表9 ● 尿に含まれる主な窒素代謝物の構成

窒素代謝物	窒素量（g/日）		
	高タンパク食	低タンパク食	空腹（2日目）
尿素	14.7　（87%）	2.2　（61%）	6.6　（75%）
アンモニア	0.5　（3%）	0.4　（11%）	1.0　（12%）
尿酸	0.2　（1%）	0.1　（3%）	0.2　（2%）
クレアチニン	0.6　（4%）	0.6　（17%）	0.4　（5%）
不確定因子	0.8　（5%）	0.3　（8%）	0.5　（6%）
総計	16.8（100%）	3.6（100%）	8.7（100%）

文献3 p16 Table 1.8 より引用

とみなすことができるので，**タンパク質摂取量に0.16をかけて窒素量を求める**．尿中尿素窒素は窒素量を直接計測しているので，余計な計算をする必要がない．

　しかし，この式にも問題点がある，最後の「+4」である．この4という数字は，尿中に排泄された尿素窒素の他に汗や便中に排泄された窒素について示しているが，どんな状態においても本当に定数「4」でいいのかどうかは疑わしい．

　ヒトのカラダにおける窒素代謝物は尿素だけではなく，アンモニア，尿酸，クレアチニンなどがあり，それらの量も食事の内容によって変化する（**表9**）．

　入院中の患者さんでは，食事の内容，全身状態ともにさまざまな状況が考えられるので，**窒素バランスの式が現実と解離する可能性がある**ことを頭に入れておきたい．

　また実際には，タンパク質の不足を判断するのは難しい．窒素バランスが負もしくは蓄尿3-メチルヒスチジン高値という所見は，タンパク質の異化が亢進していることを示しているだけである．タンパク質の異化が亢進しているからといって，タンパク質の摂取量を増やせば，必ずしも異化を抑えられるというわけではない．**病気により筋タンパク質の異化が亢進しているときはタンパク質の摂取量を増やしても，あまり効果が期待できない**からだ．このことは**第3章**で詳述した．

　このようにして，三大栄養素の過不足を評価していこう．

❽ 血液検査は前値との比較で判断する

　以上のような考え方を頭に入れておいたうえで，**血液検査は前値との比較で判断していく**ことを忘れないようにしよう．ここで，**表10**をみてみよう．

　Aさん，Bさんともに第14病日のBUN/Cre比は同じ値だが，Aさんは第1病日から上昇傾向を示し，Bさんは第1病日から減少傾向を示している．この両者では第14病日では同じ値だとしても，意味合いがまったく異なる．AさんはBUN/Cre比が上昇する理由を明らかにする必要があるが，Bさんは治癒過程で良くなっていると判断できる．

表10 ● 異なる経過でも第14病日では同じBUN/Cre比を示す2人の患者

患者	BUN/Cre (mg/dL)			
	第1病日	第3病日	第7病日	第14病日
A氏	11/0.5	15/0.6	25/0.7	32/0.9
B氏	56/1.8	42/1.3	38/1.2	32/0.9

　このように，**血液検査はある一時点での絶対値で判断するのではなく，必ず時系列で確認する**．
　PDCAサイクルにおいて最も重要なのは評価（Check）である．評価の段階で誤った判断をしてしまうならば，適切な改善（Act）ができない．血液検査は有益であることは疑いないが，誤った判断をしないように細心の注意を払って活用したい．

Point
- 血液検査を行う前にまず既往歴と処方薬の内容を確認する
- リスクが高い患者さんでは追加検査を行い，詳細な状態まで把握しておく
- 血液検査は有益だが，誤った判断をしないように細心の注意を払って活用する

参考文献

1) Buzby, G. P. et al.：Prognostic nutritional index in gastrointestinal surgery. Am J Surg., 139：160-167, 1980
2) 小野寺時夫 他：Stage IV，V（Vは大腸癌）消化器癌の非治療切除・姑息手術に対するTPNの適応と限界．日本外科学会雑誌，85：1001-1005, 1984
3) 「Modern Nutrition in Health and Disease, 11th edition」(Catharine, R. et al.), Lippincott Williams & Wilkins, 2012

第5章　栄養療法がうまく行っているか評価する

2. 体組成の変化を評価する

レジ「血液・尿検査も栄養療法的な視点でみると，また違った使い方ができるんですね」

しみず「特殊な見かただけど，覚えておくと役に立つよ」

レジ「三大栄養素の過剰と不足をみるのに，血糖・中性脂肪・BUNに注目するというのは，気付きにくいですね」

しみず「それぞれの検査値が高いもしくは低いからといって，必ずしも過剰や不足を表すわけではないんだけど，栄養ストレスを回避するのに便利だよ」

レジ「次からは意識してみます」

しみず「ところで，栄養療法の評価は血液・尿検査だけでは不十分なんだよね」

レジ「というのは？」

しみず「体組成が大切なんだよ．体液・筋肉・脂肪がどのように変化しているのかが知りたい」

レジ「確かに脱水，うっ血，サルコペニアの有無，皮下・内臓脂肪の量など，体組成には多くの情報が含まれていますね」

しみず「高度な機能をもつ体組成計は，もはや栄養療法における必須アイテムだね」

レジ「体組成計ですか」

❶ ヒトのカラダは半分以上が水でできている

　　　栄養状態の評価は血液検査だけでは限界がある．血液検査の限界は体組成が正確に評価できないところだ．まず**表1**と**図1**を確認してほしい．
　　　これらの図表で重要なのは，ヒトのカラダは半分以上が水であること，

表1 ● 分子からみたヒトのカラダ

分子	重量の割合
水	65.0 %
タンパク質	20.0 %
脂質	12.0 %
骨などの無機化合物	1.5 %
RNA	1.0 %
その他の有機化合物（グルコース，グリコーゲンなど）	0.4 %
DNA	0.1 %

文献1より引用

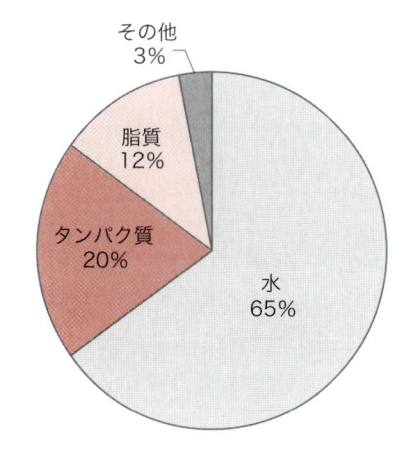

図1 ● ヒトのカラダを構成する分子
ほとんどが水で，残りの大部分がタンパク質と脂質

水以外の固形成分ではタンパク質と脂質が大部分を占めているということだ．ヒトを分子として捉えたとき，その大部分が水とタンパク質と脂質からできているといってもいい．表1でいえば97％である．

1）水

ヒトのカラダを構成する分子をみれば一目瞭然であるが，**ヒトの栄養療法において最も重要なのは水分の補給**である．このことはどんなに強調してもし過ぎることがないくらい重要だ．何より水を補給しなくてははじまらない．ヒトのカラダは半分以上が水なのだから，水分補給が最も重要であることは疑問の余地がない．一般に栄養療法と輸液は別枠で語られることが多いが，輸液を疎かにした栄養療法はありえない．輸液は水と電解質（Na・K・Cl・Ca・P・Mg）の補給である．絶食期間が続いたとしても，水と電解質さえしっかり補給されていれば，ヒトのカラダは何とか持ちこたえられる．

2）タンパク質

その次に重要なのがタンパク質である．水分を確保したら，次にタンパク質を守らなければならない．タンパク質はヒトのカラダを構成する分子として非常に重要だ．**三大栄養素のなかでタンパク質は唯一窒素（N）を**

含み，水以外のカラダの大部分を占めている．タンパク質の構成要素であるアミノ酸に含まれる**窒素が30％以上失われると，生命活動を維持できない**．これを窒素死（nitrogen death）と呼ぶ．

3）脂質

一方，脂質はエネルギーを貯蔵するという役割が大きく，ある程度なくなったとしても何とかなる．水やタンパク質に比べて重要度は劣るが，極端に脂質がなくなれば飢餓や悪液質，急性疾患のストレスに耐えられるだけの余裕がなくなってしまう．もちろん**体内で合成できない必須脂肪酸の補給は重要**であるから，それは忘れないようにしたい．

❷ 脱水は早く改善させるべき危険な状態だ

ヒトのカラダがどれくらい水分でできているかを示したのが**図2**である．生まれたばかりの子どもが最も水分の比率が多く，成人になるに従って水分量は減っていく．それでも成人男性で54.3％，成人女性で47.6％は水分で占めている．さらに加齢が進むにつれて水分量も段々と減少していく．このため，**高齢者は脱水になりやすい**．

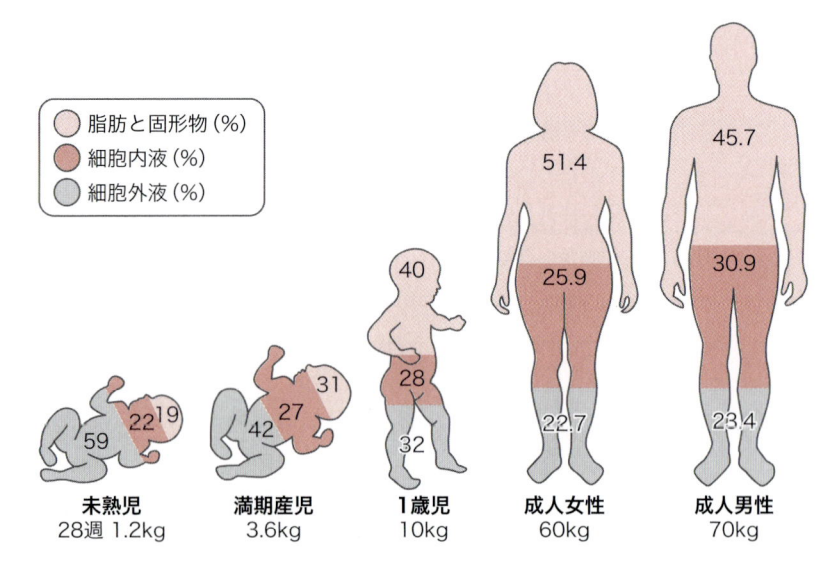

○ 脂肪と固形物（％）
● 細胞内液（％）
○ 細胞外液（％）

未熟児 28週 1.2kg： 59, 22, 19
満期産児 3.6kg： 42, 27, 31
1歳児 10kg： 32, 28, 40
成人女性 60kg： 22.7, 25.9, 51.4
成人男性 70kg： 23.4, 30.9, 45.7

図2 ● 体重の割合で示した体内水分の分布
文献2 p179 Figure7-1より引用

図3は体内の水分が失われたときにどのような症状を認めるかをまとめたものである．体内の水分量が適切かどうかをきちんと判断することがどれくらい重要なことなのかがよく理解できる．**脱水は早急に改善させるべき危険な病態**である．栄養療法を施行するなら，体液量には敏感になっておいた方がよいだろう．

❸ 体液を仕切る2つの関門

そこで，どのように脱水を評価するかということになる．ここでは脱水症について注目したが，心不全や腎不全の患者さんでは体液が過剰となるうっ血も大きな問題である．

体液は一般的に図4のように分布しており，**体重の約60％**を占めている．さらに**細胞内液（ICF：intra cellular fluid）**，**細胞外液（extra cellular fluid）**にわかれ，細胞外液は血管外にある**組織間液（ISF：interstitial fluid）**，血管内にある**血漿（plasma）**に分類される．

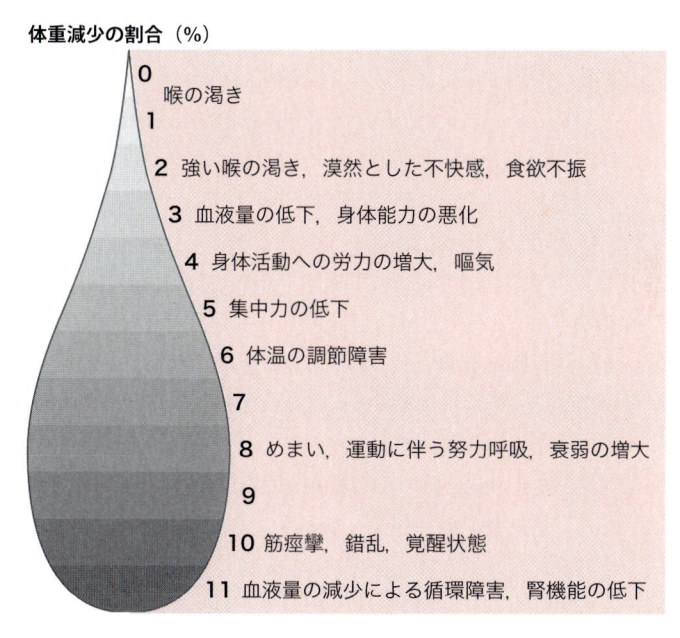

体重減少の割合（％）

0
喉の渇き
1
2 強い喉の渇き，漠然とした不快感，食欲不振
3 血液量の低下，身体能力の悪化
4 身体活動への労力の増大，嘔気
5 集中力の低下
6 体温の調節障害
7
8 めまい，運動に伴う努力呼吸，衰弱の増大
9
10 筋痙攣，錯乱，覚醒状態
11 血液量の減少による循環障害，腎機能の低下

図3 ● 脱水の弊害
文献2 p179 Figure7-2 より引用

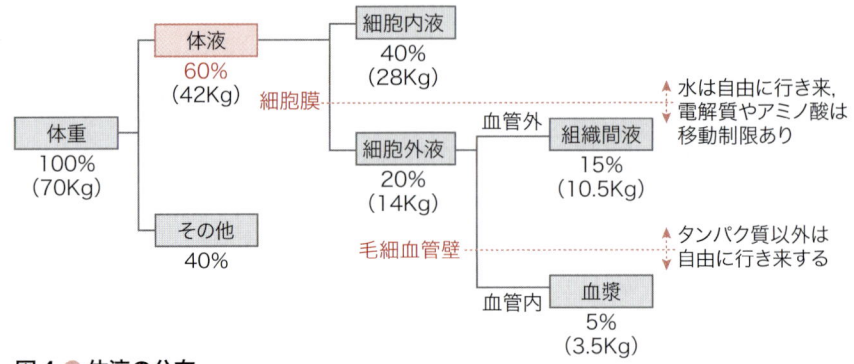

```
体重 ─┬─ 体液     ─┬─ 細胞内液
100%  │  60%      │  40%
(70Kg)│  (42Kg)   │  (28Kg)
      │           │         ……細胞膜……  ▲ 水は自由に行き来,
      │           │                    ▼ 電解質やアミノ酸は
      │           └─ 細胞外液 ─┬─ 血管外 ─ 組織間液    移動制限あり
      │              20%       │           15%
      │              (14Kg)    │           (10.5Kg)
      │                        │         ……毛細血管壁……  ▲ タンパク質以外は
      │                        │                         ▼ 自由に行き来する
      │                        └─ 血管内 ─ 血漿
      │                                    5%
      │                                    (3.5Kg)
      └─ その他
         40%
```

図4 ● 体液の分布
括弧内には体重70kg当たりの重量を示した

　細胞内液と細胞外液は細胞膜により分けられ，組織間液と血漿は毛細血管壁によってわけられる．**細胞膜は細胞内外の浸透圧によって水分が自由に行き来するが，電解質・糖質・アミノ酸などの移動はコントロールされている**（番外編参照）．**毛細血管壁ではタンパク質以外はほぼ自由に通過する**．毛細血管壁がタンパク質を留めておけなかったら，血清タンパク質であるアルブミンを評価する意味が薄れてしまうだろう．細胞膜・毛細血管壁という体液を仕切る2つの関門の性質をよく覚えておこう．

❹ 体液をどのように評価していくか

1）脱水

　一般に**脱水は血管内の血漿の量が少なくなること**である．脱水症も重症になってくれば，組織間液を含めた細胞外液の全体の量が少なくなり，本当にひどいときには細胞内液の量まで減っていることだろう．図3をみればわかるように，体重が数％喪失した段階で明らかな症状を認めるようになる．消化管出血や外傷，手術などのとき，血漿量が突然100〜200mL減っただけでも大きな問題なのだから，細胞内液が大きく損なわれるような事態は生命の危機といってもいいだろう．

表2 ● 体液の評価方法

水分摂取量：経口摂取，補液，経腸栄養
水分排泄量：尿量，発汗量，不感蒸泄，糞便（下痢），ドレナージ量（経鼻胃チューブ，創部のドレーンなど）
身体診察：体重の変化，血圧，脈拍数，舌や腋窩の乾燥，頸静脈の怒張，下腿浮腫，聴診所見，毛細血管再充満時間（Capillary refilling time），ティルト・テスト（Tilt test）
血液検査：BUN/Cre比，Na，K，Cl，血漿浸透圧，尿浸透圧，BNPなど
胸部X線
腹部超音波

2）うっ血

うっ血は**細胞外液が全体的に増えてしまう状態**と考えればいい．組織間液は**サードスペース（3番目の空間）**とも呼ばれる．敗血症や外傷のような重症病態や大きな侵襲を伴う術後などで血管内から血管外へ体液が移動するときに「体液がサードスペースへ移動している時期」という言い方をよく使う．

3）体液の評価

体液の評価のときに重要なのは，**どの部分にどれくらいの体液が存在するか**，ということである．「水分の喪失」といっても，血漿なのか，組織間液なのか，細胞内液なのか，を区別しないと輸液の仕方も変わってきてしまうからだ．

表2は一般的に体液を評価する際に参考となる項目をあげたものだ．これらの項目をどのように使って体液を評価するか詳細はここでは述べない．これは私のこれまでの臨床経験を踏まえた個人的な感想であるが，**これらの評価方法を複合的に用いても体液の状態を正確に把握するのは非常に難しい**．

極度の脱水，明らかなうっ血を評価するのはそれほど難しくないだろう．しかし，その状態から何らかの治療が開始され，輸液や経腸栄養を行い，さまざまな因子が複雑に絡まり合った数日後，その患者さんの体液量が適切なものになっているかどうか，その判断は研修医の頃から変わらず未だに悩む．正直よくわからないときが多い．とにかく体液の評価は極めて難しいという印象しかない．

❺ 生体電気インピーダンス法を用いて体組成を明らかにする

1）生体電気インピーダンス法

そこで期待されるのが，**生体電気インピーダンス法**（bioelectrical impedance analysis：BIA）である．生体電気インピーダンス法とは，組織の生物学的特性による電気伝導性の差異を利用して，身体構成を予測する方法だ．わかりやすくいえば，**カラダに微弱な交流電流を流して，その反応をみて体組成を評価**しようということである．

最近では家庭用の体重計でも，その多くが体組成を測定できる機能を備えるようになってきた．そのうち体重計という言葉が死語になるかもしれない．今や体重ではなく，体組成をみて，ヒトのカラダを評価する時代である．

2）体成分分析装置

生体電気インピーダンス法を用いて体組成を評価する体成分分析装置 InBody S10（株式会社バイオスペース）が示すことのできる項目を**表3**に示す．

InBody S10が測定できる評価項目はあまりにも画期的だ．苦労して行っていた体液の評価がこのInBody S10を用いるだけでこれまでわからなかった項目を含めてすべてわかってしまう．まさに医療が変わる検査機器といっても言い過ぎではないだろう．

今後，生体電気インピーダンス法を用いて体組成の評価を行っていかなければ，質の高い栄養療法は実施できない，といわれる時代が来るだろう．私自身はすでにそういう段階を迎えているとも感じている．BMIだけで評価している栄養療法では時代遅れではないか，と焦燥感に駆られてしまう．

たとえば，**筋肉量指数はアジア系高齢者においてはBMIより有用な死亡率の予測因子となる**[3]，といった結論を出している論文もあり，BMIで評価することの不正確さ，体組成を知ることの有用性はすでに指摘され始めている．

ちなみに，InBody S10などの体成分分析装置は，**発熱や下痢などに伴う脱水症，心不全や腎不全に対するうっ血に対して保険適用**があり，体液量等測定60点となっている．

表3 ● InBody S10が測定できる項目

体水分量（部位別）	TBW/FFM[※2]
細胞内水分量（部位別）	BMI
細胞外水分量（部位別）	体成分履歴（12回分測定結果）
除脂肪量	インピーダンス（部位別，周波数別）
筋肉量（部位別）	タンパク質量
体脂肪量	骨ミネラル量
体脂肪率	体細胞量
基礎代謝量	内臓脂肪断面積
ECW/TBW[※1]（部位別）	

「部位別」とあるものは右腕，左腕，体幹，右脚，左脚をそれぞれ測定できる
※1 Extracellular/Total Body Water（細胞外水分比）
※2 Total Body Water/Fat Free Mass（除脂肪量に対する体水分量の割合）

❻ 体組成を評価しながら栄養療法を進める

　これまでカラダのタンパク質の量は身体計測や血清アルブミンをみて，大まかに評価して栄養療法の成果の判断材料としていたが，InBodyなどを用いれば，もっと正確な評価が可能となる．むしろ，栄養療法を行ううえでこのような評価を行わない理由がない．もちろん体脂肪も同様に測定できるので，栄養の貯金がどれくらいあるのかも一目瞭然だ．
　体成分分析装置を用いて，体液・体タンパク質・皮下脂肪・内臓脂肪などの項目を経時的に評価しながら栄養療法を進めることが，これからのスタンダードとなっていくのは間違いないだろう．

Point

- ヒトのカラダは水・タンパク質・脂質からできている
- 体液の評価は非常に難しかったが，体成分分析装置の登場で解決された
- 体組成を評価しながら栄養療法を進めるのが，これからスタンダードになる

参考文献

1) Nanomedicine（Robert, A. & Freitas, Jr.），Landes Bioscience, 1999
   http://www.foresight.org/Nanomedicine/Ch03_1.html

2)「Krause's Food & the Nutrition Care Process, 13th Edition」(L. Kathleen Mahan, et al.), Saunders, 2011
3) Han, S. S. et al. : Lean mass index : a better predictor of mortality than body mass index in elderly Asians. J Am Geriatr Soc., 58 : 312-317, 2010

第5章 栄養療法がうまく行っているか評価する

3. 投与経路の見直し方

レジ「確かに脱水やうっ血の評価にはいつも苦労しますね」

しみず「なかなか難しいよね．血液検査だけみていもうまく行かないし，体重や尿量，身体所見や画像検査を組み合わせて，手探りで何となく把握しているという感じじゃないかな」

レジ「その点，体組成計があればより正確に把握できますね」

しみず「最近では家庭用の体組成計も高性能になってきたけど，医療用はもはや夢のような検査機器になっているよ」

レジ「うまく使っていくようにします」

しみず「さて，今度は投与経路の見直し方について考えていこう」

レジ「投与経路か．どの時点で経口摂取へ移行するか，悩むことが多いですね」

しみず「最終的には個別に考えていくしかないんだけど，投与経路の原則についてもっと深くまで考えてみよう」

❶ 投与経路を見直す

　血液・尿検査で三大栄養素の過不足や臓器の障害，貧血の有無などを確認し，体組成計で経時的にカラダの状態を把握する．これらを駆使して，現状の栄養療法がうまく行っているかどうかを常に確認しながら前に進むことが大切だ．

　そしてもう1つ，毎日確認しなくてはならない大切なものがある．投与経路の見直しである．

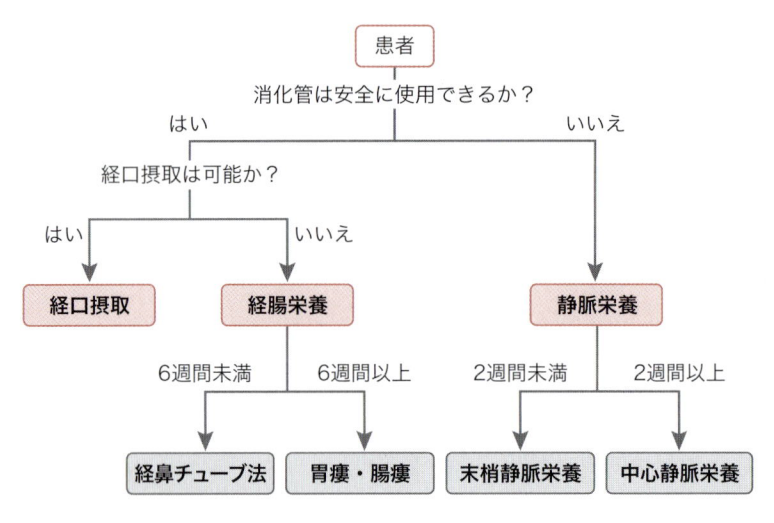

```
                        ┌──────┐
                        │ 患者 │
                        └──────┘
                    消化管は安全に使用できるか？
              はい                        いいえ
         経口摂取は可能か？
     はい            いいえ
  ┌────────┐    ┌────────┐            ┌────────┐
  │ 経口摂取│    │ 経腸栄養│            │ 静脈栄養│
  └────────┘    └────────┘            └────────┘
              6週間未満   6週間以上    2週間未満   2週間以上
            ┌──────────┐┌──────────┐┌──────────┐┌──────────┐
            │経鼻チューブ法││胃瘻・腸瘻││末梢静脈栄養││中心静脈栄養│
            └──────────┘└──────────┘└──────────┘└──────────┘
```

図1 ● 投与経路の選択基準

❷ シンプルだが奥が深い投与経路の選択基準

図1 は投与経路の選択基準である．この図は非常にシンプルであるが，実に奥が深い．

投与経路の選択を考察するには，各種ガイドラインの記載がどうなっているか詳細まで見ていき，比較検討するのが最も正統な方法だろう．しかし，それは他書に譲る．

全般的な原則を知りたければ，「静脈経腸栄養ガイドライン 第3版」[1]を読んでおくべきだ．集中治療の投与経路の選択であれば，「INTENSIVIST Vol.3 No.3（特集：栄養療法）」[2] が最も参考になる．

それらの参考資料の内容を簡略化して紹介していくこともできるが，やはり実際に読んだ方が遙かに情報量が多い．ここでは，私自身が日々の診療で原則として考えていることを中心に述べていく．

❸ 投与経路を選択する際の原則論

まず，ヒトのカラダにおける原則を表1 に示した．考え方は至って単純だ．①ヒトは使わない機能が衰えていき，②使う機能が強化されていく．この原則に基づいて投与経路を考えていく．

表1 ● ヒトのカラダにおける原則

①ヒトは使わない機能が衰えていく
②ヒトは使う機能が強化されていく

表2 ● 清水流 投与経路の原則

1) 最終的なイメージをいつも頭に置いて診療を行う
2) 経口摂取こそ最高の栄養療法であり，栄養管理の最終目標である
3) 胃腸が使えるなら胃腸を使え（If the gut works, use it.）
4) チューブはいつでも抜くことを考える
5) 現在の状態がどれくらい続くか見通しで決める
6) 原疾患が軽症，または治癒までの期間が短い場合，投与経路の選択は重要な問題ではない

表2に，私自身が投与経路の選択において，いつも頭の中において診療に当たっている内容を記した．以下それぞれ解説していく．

1) 最終的なイメージをいつも頭に置いて診療を行う

この項目が最も重要であり，常に忘れてはならない．**目の前の患者さんが最終的にどんな状態になるかをいつもイメージしていく**ことだ．

急性期・集中治療領域において，経腸栄養・静脈栄養のどちらがいいか，組み合わせた方が良いか，その場合は投与エネルギーの配分をどうしたらいいか，などの問題は非常に複雑だ．

本稿執筆の時点（2014年1月）では，**EPaNIC試験**[3]（重症成人患者における早期静脈栄養と後期静脈栄養の比較試験：Early versus Late Parenteral Nutrition in Critically Ⅲ Adults）における結果が最も重要だ．この論文の結果から**集中治療領域における早期静脈栄養の有用性は否定的**となっている．しかし，このような話はいつでも覆される可能性があることは念頭に置くべきである．

意識障害や人工呼吸器の装着などを理由に経口摂取ができなくなった重症の患者さんに対して，経腸栄養・静脈栄養をどのように駆使して行うかは，今後も注目のテーマであり続けるだろう．ここではその先について述べたい．

つまり，**急性期・集中治療期を乗り越えた患者さんに対して，どのように経口摂取へ移行していくか**，という問題である．このことは常に考えて

おかなければならない．

　医療は急性期を乗り切ることだけを目的としていない．ただ命を救うだけなら，医療はすでに多くの手段を手に入れている．人工呼吸，人工心肺，人工透析など生命を維持するために内臓の機能を代替する治療機器が各病院に普及している．

　しかし，**最も肝心なことは**，重症の患者さんが日常生活に戻ることだ．栄養領域でいえば，**再び口から食事を摂れるようになる**ことだ．急性期・集中治療領域で，早期経腸栄養がよいからといって，ずっと経鼻チューブから経腸栄養を行っていればいいというものではない．いつかは経口摂取に戻れるように対策を練っていかなくてはいけない．

　医療が高度化するに従い，リハビリテーションの概念はことさら重要になった．いかにして廃用症候群を防ぐか．リハビリテーションはまさにヒトのカラダにおける原則（**表1**）を考慮した取り組みである．

　担当した患者さんがどのように日常生活へ戻っていくのか．栄養の投与経路を考えるとき，常に先をイメージして，患者さんの次の状態を先回りして考え，いち早く元の状態に戻すことを念頭に置くべきである．つまり，**投与経路の選択はいつも早期リハビリテーションの考え方とセットにしておく必要がある．**

2）経口摂取こそ最高の栄養療法であり，栄養管理の最終目標である

　この言葉はこれだけで輝きを放っている．これ以上の説明は必要ないくらいだ．口から食べていない人をそのまま放置しない．**経口摂取ができないすべての人は栄養状態に問題があるといっても過言ではない．**忘れてはならない原則である．

　どんなときに食べられないかを**表3**に示した．理由はさまざまだが，経口摂取ができない原因を特定し，早急に改善させるように努力することを忘れないようにしたい．

3）胃腸が使えるなら胃腸を使え（If the gut works, use it.）

　経口摂取ができないのならば，胃腸を使えるかどうかを考えよう．経腸栄養の禁忌を**表4**に示した．

　経腸栄養の禁忌は，経口摂取に比べればシンプルである．大きく異なるのは，嚥下障害・意識障害があっても経腸栄養ができるということだろう．

表3 ● どんなときに食べられないか
食欲不振
嘔気・嘔吐
下痢
腹痛
嚥下障害（脳卒中など）
認知機能の低下（認知症など）
意識障害
治療としての鎮静（人工呼吸器など）

表4 ● 経腸栄養の禁忌
腹膜炎
腸閉塞
難治性嘔吐
難治性下痢
消化管虚血

　注目したいのは嘔吐と下痢である．程度の軽い嘔気・嘔吐，下痢でも経口摂取を行うのは難しくなるが，難治性でなければ経腸栄養は継続できると考える．しかし，これは強制栄養の１つの問題点でもある．

　どれくらいの嘔吐や下痢であれば，経腸栄養を中止すべきなのか．この判断が非常に難しい．経腸栄養を止めるメリットとデメリットを天秤にかけて判断するということだが，何が最善なのか判然としない．

　少なくとも，毎回の経腸栄養毎に吐いていたり，フレキシシール®などの便失禁管理システムを必要とするひどい下痢では，経腸栄養を止めるという決断を考慮するべきだろう．しかし，中断した際に**どのタイミングで経腸栄養を再開させるべきか**，ということも常に頭を悩ませる．最終的には試行錯誤を繰り返すしかない．決まったやり方に沿って行えば，必ずうまくいくというものは示すことはできない．

4）チューブはいつでも抜くことを考える

　これは経鼻チューブの限らず，胃瘻，腸瘻，末梢静脈カテーテル，中心静脈カテーテルなどすべてのチューブにいえることだ．

　経鼻チューブ法では，**経鼻胃管症候群**[4]と呼ばれる状態がある．これは1981年にSoffermanらによって報告されたものだ．経鼻チューブの圧迫により食道入口部から輪状軟骨付近に血流障害を認め，多くは潰瘍を生じて細菌感染から炎症を起こす．結果的に声帯麻痺，咽頭閉塞，呼吸困難などを認める症候群である．経鼻チューブの挿入から発症まで2日間というケースもあるくらいで，注意が必要だ．

　経鼻胃管症候群に限らず，必要のないチューブを早く抜くことはできな

いかと考えることが大切だ．

　栄養サポートチーム（NST）の回診をやっていると，「経腸栄養・静脈栄養がうまく行きません．どうしたらいいでしょうか」という相談をよく受ける．私が最初に聞くことにしているのは，「**この方に経腸栄養・静脈栄養が本当に必要なのでしょうか．止められないですか**」という質問だ．経口摂取へ移行できるのなら，経腸栄養・静脈栄養などの強制栄養は必要ない．

　そして，NST回診では，毎回この質問をしている．「**経腸栄養・静脈栄養を止めて経口摂取には移行できないですか**」．重要なのは，**この質問を時間を変えて繰り返す**ことだ．その時点では経口摂取ができなくても，1週間後にはできるかもしれない．医療従事者が患者さんから経口摂取の可能性を奪ってはいけない．我々にはそれを奪う権利はない．

　繰り返しになるが，**必要のない強制栄養はなるべく早く止めるべきだ**．この原則は忘れないようにしたい．

5）現在の状態がどれくらい続くか見通しで決める

　図1に，経鼻チューブ法と胃瘻・腸瘻の選択基準として6週間，末梢静脈栄養と中心静脈栄養の選択基準として2週間という期間が設定されている．

　これは「経鼻チューブ法を6週間行ってから，胃瘻・腸瘻へ移行する」，「末梢静脈栄養を2週間行ってから，中心静脈栄養へ移行する」という意味ではない．ある時点で，6週間以上の経腸栄養を続ける見込みがあるのであれば胃瘻・腸瘻を，2週間以上の静脈栄養を続ける見込みがあるのであれば中心静脈栄養を選択しよう，という意味である．

　この6週間・2週間という期間が適切かどうかはここでは議論しない．肝心なのは，診察した時点で，患者さんの将来像をどのように描いているか，ということである．

　つまり，「**1）最終的なイメージをいつも頭に置いて診療を行う**」と基本的な考え方は変わらない．投与経路の選択した結果をみれば，主治医やNSTが今後どのような経過を想定しているのかが分かる．逆に，不適切だと考えられる投与経路が選択されていれば，先のことをあまり考えていないとわかってしまう．

投与経路の選択は，**見通しという情報を含んでいる**ことを意識しよう．

6）原疾患が軽症，または治癒までの期間が短い場合，投与経路の選択は重要な問題ではない

　実践的な話になるが，原疾患が軽症であり，治癒までの期間が2週間未満なら，投与経路の選択は重要な問題ではない．

　そもそも**重症ではない患者さんに対する早期経腸栄養や早期静脈栄養が予後にかかわることはない**だろう．風邪を引いて2日間くらい食事が摂れなかったとしても，水分補給はできていれば大きな問題はない．自分が風邪を引いたときのことを考えれば，誰もが実感できる事実である．軽症だと判断した患者さんに無理に経腸栄養を行う必要はないのだ．

　この考え方は，急性膵炎の診療の際にもコンセンサスになっている（図2）．急性膵炎であっても，軽症であれば無理に経腸栄養・中心静脈栄養の施行を勧めていない．

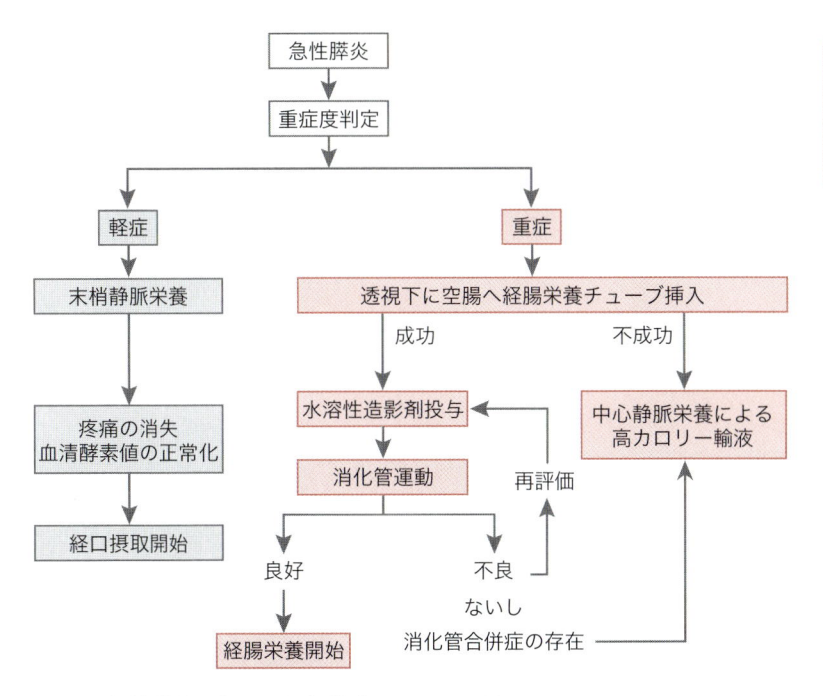

図2 ● 急性膵炎における初期診療のコンセンサス
文献5 p675図6より転載

結局，このことも見通しの問題である．ある疾患の状態を軽症だと判断するというのは，2週間後には本調子に戻っていると想定しているということなのだ．

このように，**栄養の投与経路は，患者さんの将来像，疾患の重症度，治療経過の見通し，早期リハビリテーションなどさまざまな内容を総合的に考慮した結果として導き出されるものなのである．**

❹ 嚥下機能の低下を見逃さない

経腸栄養・静脈栄養から経口摂取へ移行する際の注意点を示す (**表5**)．

これらの状況では，入院時から経口摂取が止まっていることが多い．そのため，再開するときには十分に注意する必要がある．

脳血管障害などの中枢性疾患，認知症，誤嚥性肺炎，高齢者の肺炎では，慢性的に嚥下機能が低下していないかどうかを必ず確認するべきだ．経口摂取を再開させるときには水飲みテストなどを行い，嚥下機能を評価することが望まれる．

明らかな誤嚥による肺炎を患っていれば，嚥下機能が低下していることを気付きやすい．しかし，慢性的に嚥下機能が低下している方では，本人も気が付かない不顕性誤嚥をきたしている可能性がある．その場合は，日常生活での食事の摂取状況を確認するのがいい．**表6**に嚥下機能の低下を確認する問診の仕方を示した．

表6では，①飲み込みにくさ，②むせ，③口腔内の残留，④逆流，⑤麻痺，⑥認知機能の低下に分けて，問診の仕方を記載している．しかし，厳密に区別するのも難しい．肝心なことは，**本人が日常生活で気が付いてい**

表5 ● 経口摂取へ移行する際に注意すべき状況

脳血管障害などの中枢性疾患
認知症
誤嚥性肺炎
高齢者の肺炎
長期間の禁食後
気管挿管，気管切開，抜管後
口腔内・咽頭・喉頭疾患

ない不顕性誤嚥をスクリーニングすることである．これらの問診により，誤嚥のリスクがどれくらい高いか，おおよその見当をつけることができる．

❺ 歯の状態を必ず確認する

　口腔内の問題として，歯の状態をよく確認したい．「経口摂取が進みません」という話を聞いて，実際にその患者さんのところへ行ってみると，**歯が全くないのに義歯を装着しないで食事をしている**，ということがある．常識的に考えれば，その状態で食事がうまく進むはずがない．

　また，義歯があったとしてもうまく口腔内に合ってなかったり，齲歯が治療されていないで放置されていたり，さまざまな問題に遭遇する．

　病気を患う人は口腔内も問題を抱えていることが多いので，必ず歯の状態をチェックしよう．すなわち**口腔ケアの意識を高めよう**ということだ．

　日本口腔ケア学会から「**口腔ケアガイド**」[6]が出版されている．栄養状態を良くしようと思ったら，口腔ケアに強くなっていた方が良い．ぜひとも中身を確認したい．

表6 ● 嚥下機能の低下を確認するための問診の仕方

①飲み込みにくさ
・食べるものが飲み込みにくいと感じることはあるか
・胸に食べ物が残ったり，つまった感じがすることがあるか

②むせ
・食事中にむせることがあるか
・水分を摂取するときにむせることがあるか

③口腔内の残留
・食事中や食後に喉がゴロゴロ（痰が絡んだ感じ）することがあるか
・食事中に喉に食べ物が残る感じがすることがあるか

④逆流
・食べ物や胃酸が胃から喉に戻ってくることがあるか

⑤麻痺
・口から食べ物がこぼれることがあるか
・声がかすれてきたか

⑥認知機能の低下
・食べるのが遅くなったと感じているか

❻ 長期的に経口摂取が難しい場合にどうするか

　　最後に，さまざまな評価を行い改善すべく努力したとしても，経口摂取が難しい状況を**表7**に示す．
　　慢性疾患が重なれば，慢性的な機能低下を認めるようになる．**表7**のような状況では，長期に渡って安全に経口摂取を行うのは難しいだろう．このとき，長期的に経腸栄養や静脈栄養の力を借りることになる．
　　近年，日常生活動作（ADL）や生活の質（QOL）の改善が期待できない超高齢者，遷延性意識障害，末期の認知症の方に対して経腸栄養，特に胃瘻による栄養療法を行うことについては賛否両論がある．この問題はもはや医療だけの枠組みではその回答を示すことができない．文化的，倫理的な議論も必要である．これから話し合いを重ねていくことが求められるだろう．

　　以上，投与経路の選択方法について，私見を中心に述べた．率直に言って非常に難しい．問題が複雑である．容易に正しい答えを出すことはできない．それでも諦めず，粘り強く取り組み，患者さん，家族，医療スタッフ内で話し合い，自分たちなりの答えを出していくしかないだろう．
　　それぞれのケースで何が正しい選択なのかは分からない．しかし，少なくとも，十分な考察，話し合いの上で決定した投与経路であることを望みたい．

表7 ● 長期的に経口摂取が難しいと考えられる状況

腸管が安全に使用できない
咳嗽や嚥下がうまくできない
湿性嗄声
食後の低酸素血症
重度の認知機能の低下
遷延する意識障害

Point

- ヒトは使わない機能が衰えていき，使う機能が強化されていく
- 栄養の投与経路はさまざまな内容を総合的に考慮した結果として導き出されるものである
- 投与経路は十分な考察・話し合いのうえで決定する

参考文献

1）「静脈経腸栄養ガイドライン 第3版」（日本静脈経腸栄養学会/編），p13-23，照林社，2013
2）東別府直紀 他：代表的なガイドラインから標準治療を知る：三大ガイドラインの比較 Part2：エネルギー投与経路を中心に．「特集：栄養療法」，INTENSIVIST Vol.3 No.3：411-421，メディカルサイエンスインターナショナル，2011
3）Casaer, M. P. et al. : Early versus late parenteral nutrition in critically ill adults. N Engl J Med., 365 : 506-517, 2011
4）Sofferman, R. A. & Hubbell, R. N. : Laryngeal complications of nasogastric tubes. Ann Otol Rhinol Laryngol., 90 : 465-468, 1981
5）急性膵炎における初期診療のコンセンサス改訂第3版（厚生労働省難治性疾患克服研究事業「難治性膵疾患に関する調査研究班」編），膵臓 Vol.26：651-668, 2011
6）「口腔ケアガイド」（日本口腔ケア学会学術委員会/編），文光堂，2012

第5章 章末問題

Q1 肝硬変の既往があるときに，最低でも確認したい血液検査の項目は何か．

Q2 ヘモグロビンとMCVが両方とも低下している小球性貧血をみたときに，除外すべき鑑別疾患は何か．

Q3 ヘモグロビンとMCVが両方とも低下している大球性貧血をみたときに，除外すべき鑑別疾患は何か．注意すべき既往歴は何か．

Q4 血清タンパク質のなかで最も多く，およそ60％を占めるものは何か．

Q5 血清アルブミンが高値（5.0g/dL以上）であるのをみたら，まず考慮すべき状態は何か．

Q6 血清アルブミンが低値（3.4g/dL以下）であるのをみかけたら，考慮すべき鑑別疾患は何か．

Q7 低Alb血症を認める場合，一般的な血液検査の他に追加したい項目は何か．

Q8 糖質・脂質・タンパク質について，それぞれ過剰摂取・不足を疑わせる検査所見は何か．

Q9 BUN/Cre比が上昇する状況をあげよ．

Q10 ヒトのカラダの体組成においてトップ3をあげよ．

Q11 三大栄養素のなかで唯一窒素を含む栄養素は何か．

Q12 体液を3つに分類せよ．

Q13 細胞内液と細胞外液，組織間液と血漿を隔てているのは何か．それぞれあげよ．

Q14 組織間液は別名で何と呼ばれることがあるか．

Q15 2011年，集中治療領域における早期静脈栄養の有用性について否定的な結果を示した臨床試験の名前は何か．

Q16 ヒトはどんなときに食べられないか．

Q17 経腸栄養の禁忌をあげよ．

Q18 経口摂取が進まないときに必ず確認すべきことは何か．

Q19 長期的に経口摂取が難しいと考えられる状況とはどんなものか．

解答と解説

A1 血清アルブミン，血清ビリルビン，プロトロンビン活性値（PT）．
→第5章-1 表1参照

A2 鉄欠乏性貧血，出血，慢性炎症． →第5章-1 表4参照

A3 鑑別疾患はビタミンB_{12}・葉酸欠乏性貧血．注意すべき既往歴は胃全摘術後，アルコール依存症． →第5章-1 ❹参照

A4 アルブミン． →第5章-1 ❺参照

A5 脱水． →第5章-1 表5参照

A6 うっ血など． →第5章-1 表5参照

A7 →第5章-1 図1参照

A8 →第5章-1 表6参照

A9 →第5章-1 表7参照

A10 水，タンパク質，脂質． →第5章-2 図1参照

A11 タンパク質． →第5章-2 ❶-2) 参照

A12 細胞内液，組織間液，血漿． →第5章-2 図4参照

A13 細胞膜と毛細血管壁 →第5章-2 図4参照

A14 サードスペース（3番目の空間）． →第5章-2 ❹-2) 参照

A15 EPaNIC試験 →第5章-3 ❸-1) 参照

A16 →第5章-3 表3参照

A17　→第5章-3 表4参照

A18　口腔内の状態．　→第5章-3 ❺参照

A19　→第5章-3 表7参照

> **Column ④**
>
> ## ヒトのカラダの仕組みが文章で説明しにくい3つの理由
>
> 　本書は，ヒトのカラダの中で行われている代謝にかかわる全体像を，栄養療法との関連において描こうと試みている．これは非常に難しい作業だった．
>
> 　理由を考えてみた．第1に登場人物が多すぎる．食後と空腹のときにカラダの中で起きる反応を説明しようとすると，少なくとも肝臓，膵臓，脂肪組織，筋肉，腎臓，脳の役割・位置付けを説明せざるを得ない．さらに，グルコース，アミノ酸，脂肪酸，中性脂肪，ケトン体などのそれぞれが各臓器へ行ったり来たりしていて，そこで別の形に変換されるので，全体として何をしているのかよくわからなくなる．登場人物があまり多過ぎて，混乱してしまう小説を読むのとよく似ている．
>
> 　第2に，それらの反応が同時に進行しているということだ．実際のカラダの中では，各登場人物が同時に重要な働きをしている．それが順序良く行われているではなく，同時に行われているので，ある部分だけに注目していても，全体像として何をしているかわからなくなる．これはサッカーの観戦と似ている．サッカーでもボールを持っていない選手の動きを注目しないと，強いチームがなぜ強いのか，弱いチームがなぜ弱いのかがわからない．どんな領域でも「木を見て森を見ず」では，本質を理解することはできない．
>
> 　第3に，登場人物たちの密なコミュニケーション，ネットワークの素晴らしさが並ではない．これだけ登場人物が多いのに，それぞれが自分の役割に徹し，他の臓器がやっていることに反応して，自分の仕事を変えていき，全体として調和のとれた状態を維持している．これがホメオスタシス（恒常性）だ．これだけの登場人物が軋轢なく連携しているという事実を知ると，ヒトのカラダはチームワークの究極の形なのだと感じてしまう．常に密なコミュニケーションを取り，全体として調和のとれた連携を維持しているということ自体，現実的にはあり得ない現象なので，やはり理解するのを難しくしている．これだけ雑多で複雑なコミュニケーションを成立させているのが，ホルモンやサイトカインによるシグナル伝達である．どうして間違えないのかが不思議になるくらいだ．
>
> 　以上3つの理由をあげた．この3つだけでも多くの人が理解しにくいと感じるのは仕方がないことだと思う．登場人物が多く，同時進行で，それぞれが密にコミュニケーションをして適宜行動を変えていたら，通常，物語の題材としては成り立たないだろう．
>
> 　栄養にかかわる領域は，そもそも理解するのが非常に難しい分野なのである．

第6章 栄養療法の実践 〜育てた栄養アタマを活かす！

1. 食欲不振と体重減少をみたらどうするか

レジ 「投与経路を選択するのは，非常に奥の深いことだったんですね」

しみず 「栄養療法に深い造詣をもっていなければできないことだよ」

レジ 「静脈栄養をいつまで続けるのか，どんなときに経腸栄養をするのか，胃瘻をつくるべきか，経鼻チューブで粘るべきか，本当に口から食べられないのか，色々なケースを思い出しますよ」

しみず 「その体験がそのまま君にとっての栄養療法における貴重な財産だといえるね」

レジ 「本を読んでも，それぞれの方の解答は示されていないですからね」

しみず 「さて，ここまで色々と話してきたけど，最後に実践的なことを考えていこうか」

レジ 「症例検討ですか？」

しみず 「症例検討だと個別の問題になってしまうので，あくまで考え方ベースね．とりあえず，食欲不振と体重減少をみたらどうするか，というテーマでどうだい」

レジ 「よく見かけますからね．どうすればよいかいつも悩みます」

しみず 「これも極めて奥が深いよ」

❶ 栄養療法が向き合うべき二大症状

　色々な話をしてきて，ようやく最終章まできた．ここでは，これまでの知識をふまえて，いかに栄養療法を実践していくかを考えていこう．

　ここまできて気が付いている方も多いと思う．本書では，最初から栄養療法自体の話をほとんどしていない．ヒトのカラダが栄養状態をどのよう

に維持しているか，病気になるとそのシステムがいかに破綻してしまうか，そのようなテーマを延々と説明してきた．その理由がこの第6章でよく理解できると思う．

さて，第6章の最初のテーマは，**食欲不振**と**体重減少**である．これまであれやこれや色々な説明をしてきたが，結局，栄養療法が向き合わなくてはいけないのは，この二大症状であることに間違いない．どうやって食欲不振と体重減少に向き合うべきなのか．まずそれを考えていこう．

❷ 食欲不振をみるときのチェックリスト

症例提示

2カ月以上続く食欲不振のために精査入院となったケース

【基本情報】72歳，女性
　入院時　：身長158cm，体重38kg，BMI 15.2kg/m^2，標準体重54.9kg
　2カ月前：体重46kg，BMI 18.4kg/m^2

【経　過】
　2カ月以上続く食欲不振と8kgの体重減少を主訴に来院した．精査目的で入院となった．

内科の外来をやっていると，しばしば遭遇するケースである．余計な情報は一切記載していない．しかし，これだけの情報ですでに入院適応だと考えられる．

食欲不振を認める以前（2カ月前）の状態でもすでにBMI 19kg/m^{2}以下であり，MNA®（第1章-2表1）の基準ではチェックがつく．日本肥満学会基準でも低体重だ．その低体重の女性がさらに体重を8kgも落としている．以前の体重から17％も体重が減少している．今やBMI 15.2kg/m^{2}である．緊急事態だといってもいい．このような場合にどのように考えていくべきか．

ひとまず体重減少については置いておこう．多くの場合，**体重減少は短期的であれ長期的であれ，食欲不振の結果として表れる**ものだからだ．細かい説明は抜きにして，まず**表1**をみてほしい．食欲不振をみるときのチェックリストである．以降，それぞれを解説していく．

表1 ● 食欲不振をみるときのチェックリスト

A) 疾病要因

1) バイタルサインに異常があるか
   □SIRSバイタル　□発熱　□低体温　□頻脈　□徐脈　□ショック　□頻呼吸
   □低酸素血症
2) 消化器症状があるか
   □嘔気　□嘔吐　□腹痛　□下痢　□便秘　□黒色便　□鮮血便
3) 消化器疾患があるか（逆流性食道炎，胃炎，胃潰瘍など）
4) 開腹手術の既往があるか（特に胃，小腸，結腸の切除術後）
   □ダンピング症候群（食後の冷汗，低血糖など）はあるか
   □短超症候群はあるか
5) 嚥下機能に問題があるか
6) 口腔内に問題があるか
   □口内炎　□舌炎　□齲歯　□義歯が合っているか
7) 精神状態に問題があるか
   □認知機能の低下　□集中力の低下　□うつ病　□神経性食思不振症
8) 貧血があるか
   □鉄欠乏性貧血　□ビタミンB_{12}欠乏性貧血，葉酸欠乏性貧血（胃切除後に多い）
   □腎性貧血（腎機能は悪くないか）
9) 味覚障害があるか（食事がおいしくない，味がしない，など）
   □鉄欠乏　□亜鉛欠乏　□慢性腎不全　□薬剤性（抗癌剤など）　□放射線療法後
10) 疼痛があるか
    □手術後　□褥瘡　□骨粗鬆症　□変形性膝関節症　□頸椎症，腰椎症
    □糖尿病性神経障害　□閉塞性動脈硬化症
11) 薬剤の副作用は考えられるか
12) 悪液質疾患があるか
    □悪性腫瘍　□感染症（肺炎，尿路感染症など）　□膠原病（関節リウマチなど）
    □慢性心不全　□慢性腎不全　□慢性呼吸不全　□慢性肝不全
13) 甲状腺疾患があるか

B) 環境要因

1) 食事と嗜好が合っていない
   □甘いものが苦手　□塩っぽいものが好き
2) 食形態が合っていない
   □軟食が苦手
3) 大量の補液が施行されている
4) ICU症候群は考えられるか
   □電子音が四六時中鳴り響いている　□窓やテレビがない
5) 自尊心の低下がある
6) 医療従事者とうまく行っていない
7) 病状・環境にストレスを感じている
8) 日常生活動作（ADL）を拡大できていない

❸ 食欲不振の疾病要因を探る

まず食欲不振のチェックリストから疾病要因をみてみよう（**表1A**）．

強調したいのは，**すべて見逃さない**ことだ．原因が複合的であることも常にありえる．診断学においては，ある症状をできるだけ少ない原因で説明する，という原則論がある．しかし，**食欲不振においては，むしろ少ない原因で説明できる場合の方が少ない**印象がある．以下，それぞれに解説を加えていく．

1）バイタルサインに異常があるか

臨床の現場でもっとも手軽に集めるができるが，最も重要な情報である**バイタルサイン**．不安定なバイタルサインであれば，食欲不振を伴うことがほとんどだ．まずバイタルサインを確認したい．慢性的な経過でも，受診時にバイタルサインの異常を伴うことはある．必ず確認しよう．異常があれば，原因の特定を急ごう．

2）消化器症状があるか

嘔気，嘔吐，腹痛，下痢，便秘，黒色便，鮮血便．以上を消化器症状としてあげる．厳密には黒色便や鮮血便を消化器症状とするのは違和感があるが，消化器疾患を疑わせる症状ということで記載した．食欲不振を患う人には必ずすべて確認しよう．その後の行動に影響する．

特に黒色便，鮮血便は消化管の精査を必要とする．黒色便を認める人のなかには，しばしば鉄剤の内服が原因であることもあるので，その点は確認したい．もちろん，**鉄剤内服中の黒色便であっても消化管出血の可能性は否定できない**．安易に除外しないようにしたい．

3）消化器疾患があるか

逆流性食道炎，胃炎，胃潰瘍，十二指腸潰瘍，クローン病，潰瘍性大腸炎など，いわゆる消化器内科が対応するような疾患を患っていないか，既往歴としてもっていないかを確認する．説明するまでもなく，消化器疾患の増悪は食欲不振の原因となる．

4）開腹手術歴があるか

開腹手術の既往があるかどうかを確認する．特に胃・小腸・結腸の切除術後は，後々まで経口摂取に大きな影響を与える．胃切除術後ならダンピ

ング症候群（食後の冷汗，低血糖など），大量の小腸切除後であれば短腸症候群に注意する．特に日本人は胃癌の有病率が高く，胃切除術後の人が多い．**ダンピング症候群は思っている以上に遭遇する機会が多い病態**である．

消化管の手術以外（婦人科，泌尿器科など）でも開腹手術の後に消化管癒着をきたし，腸閉塞を認めることがある．特に**複数回の開腹手術後では，消化管に関係なかったとしても，消化管癒着のリスクは高くなる**．

手術歴は非常に重要な情報だ．必ず確認しよう．

5) 嚥下機能に問題があるか

嚥下機能の評価の重要性は，第5章-3で説明した通りである．投与経路を考えるうえでも必ず評価したい．**食欲不振の原因が誤嚥への恐怖**ということもある．

6) 口腔内に問題があるか

食欲不振を訴える人をみたら，必ず口腔内を確認しよう．ひどい口内炎・舌炎がある場合もあるし，齲歯を放ってあることもある．義歯が合っているかも確認した方がよい．口の中をみてみたら，これでは食べたくなくなっても仕方がないと思わず納得してしまうこともある．

7) 精神状態に問題があるか

認知症や脳卒中による認知機能の低下，うつ病などの精神疾患による集中力の低下，摂食障害である神経性食思不振症など，精神状態により食欲は大きく影響を受ける．悩みを抱えれば誰もが食欲は低下する．

特に注意したいのがうつ病である．最近では**重症疾患を患った人にうつ病の有病率が高い**という認識が一般的となってきた．

脳卒中・心筋梗塞などを患った後にうつ病になりやすいことは知られている．心筋梗塞後の方では，高頻度にうつ症状が観察され，軽度以上のうつ状態が40～65％にみられるとの報告がある[1～3]．脳卒中では18～62％にうつ（うつ状態）を合併し，大うつは23～34％，小うつは14～26％に認められる[4]．

私の専門である糖尿病においてもうつ病の有病率が高いといわれている．

うつ状態は食欲に影響を与える．身体的な疾病だけでなく，精神状態にも気を配りたい．

8）貧血があるか

第5章-1でみてきたように，血液検査で貧血をみたら鑑別疾患を考えていこう．ひどい貧血は食欲に影響を与える．特に**鉄欠乏性貧血は味覚を変化させる**ことがある．貧血をみたら，血清鉄・フェリチン・TIBCを確認し，鉄欠乏性貧血なら鉄剤を開始するとともに原因を明らかにしたい．消化管出血は必ず除外する．

ビタミンB_{12}欠乏性貧血や葉酸欠乏性貧血は胃切除術後に多い．ビタミン欠乏性の貧血は栄養療法が最も効果を発揮する病態である．

腎性貧血であれば，エリスロポエチン製剤の適応があるかどうか検討する．

貧血の原因をきちんと調べて治療することで，食欲が改善していくことがある．忘れずに行いたい．

9）味覚障害があるか

食事がおいしくない，味がしないなどと訴える人は味覚障害の可能性を考える．味覚障害は鉄欠乏，亜鉛欠乏，慢性腎不全，薬剤性（抗癌剤など），放射線療法後などでみられやすい．**鉄と亜鉛の欠乏は常に頭に入れておきたい**．味覚障害が食欲不振の原因となっている場合，腎不全や薬剤性，放射線療法後など，栄養とは直接関係のない原因の可能性もある．総合的な情報収集が大切だということがこのことからもよく理解できるだろう．

10）疼痛があるか

疼痛は食欲不振の原因となりうる．手術後，褥瘡，骨粗鬆症，変形性膝関節症，頸椎症，腰椎症，糖尿病性神経障害，閉塞性動脈硬化症など疼痛をきたす疾患は数知れない．慢性的な頭痛，胸痛，腹痛なども含まれるだろう．

疼痛自体でも食欲を低下させるが，**疼痛を有する場合，鎮痛剤を内服していることが多い**ことも見逃せない．非ステロイド抗炎症剤（NSAIDs）には言わずと知れた胃腸障害がある．

11）薬剤の副作用は考えられるか

非ステロイド抗炎症剤（NSAIDs）に限らず，薬剤性の食欲不振は常に念頭に置かなくてはいけない．**表2**では食欲不振をきたす代表的な薬剤と対策・注意点を示した．

先ほど「鉄欠乏性貧血をみたら鉄剤を開始して貧血を改善させよう」と

表2 ● 食欲不振をきたす薬剤と対策・注意点

原因薬剤	適応疾患	対策・注意事項
ジギタリス製剤	心房細動 心不全	高齢者・脱水に注意 血中ジゴキシン濃度を測定
テオフィリン製剤	気管支喘息	高齢者・脱水に注意 血中テオフィリン濃度を測定
抗うつ剤	うつ病 疼痛	うつ病の方で中断するのはリスクが高い 疼痛で内服しているときは止めるにも1つの手段
解熱鎮痛剤	発熱 疼痛	できる限り解熱鎮痛剤の内服を中止する 胃潰瘍のリスクが高まる
ビタミンD製剤	骨粗鬆症	食欲不振があるときには一時中止という選択もある
鉄剤	貧血	**静注の方が食欲不振をきたしにくい**
H_2ブロッカー	胃潰瘍 胃炎	制酸剤は意外と副作用が多い プロトンポンプ阻害剤では，誤嚥性肺炎のリスクが高まる
ほとんどの抗菌薬	細菌性感染症	抗菌剤を投与中では食欲不振を認めることが多い

文献5を参考に作成

記したが，**鉄剤の内服は食欲不振をきたす**こともある．治療によってさらに食欲不振を呼ぶことがあるという1つの例である．

これ以外にも食欲不振をきたす薬剤はたくさんある．現在，内服している薬剤を確認し，添付文書で副作用の項目に食欲不振に関係するものがないか，チェックしよう．

12）悪液質疾患があるか

改めて細かい解説は不要だろう．悪性腫瘍，感染症，膠原病，慢性心不全，慢性腎不全，慢性呼吸不全，慢性肝不全などの疾患により，食欲不振をきたす．これが悪液質だ．

悪液質により食欲不振をきたしている場合，改善させるのは難しい．対症療法で対応していくことが中心となるだろう．

13）甲状腺疾患があるか

甲状腺疾患は常に念頭に置く．TSH，$FreeT_4$を測定すれば，おおよそ異常があるかどうかがわかる．肝心なのは，**甲状腺疾患の可能性を忘れずに，疑ったら必ずTSH，$FreeT_4$を測定する**ということだ．甲状腺疾患は治療が奏効する可能性が高い．治療できる疾患は見逃さないようにしたい．

この13項目を丁寧に確認しただけでも，食欲不振の原因がみえてきたのではないだろうか．きっと複数の項目をチェックがつくことがほとんどだろう．食欲不振が続いているのなら，そのひとつひとつを取り除いていくようにしよう．食欲不振を改善させることができれば，減った体重が自然と元に戻っていく．

もちろん，すぐに改善させることができない項目もあるから，その場合は対症療法をしていくしかない．しかし，原因がどんなものであるのか，それが治療できるものなのか，はいつも考えておく必要がある．

❹ 食欲不振の環境要因を探る

続いて環境要因だ（**表1B**）．疾病要因に明らかなものが見出せないとき，もしくは疾病要因でチェックがついたものを改善させても食欲が戻ってこなかったとき，これらの環境要因を考慮すべきだ．

1）食事と嗜好が合っていない

どんなものが好きなのかを確認する．一般に**医療機関で提供される補助食品や経腸栄養剤は甘いものが多い**．甘いものが苦手な人の場合，長期的に食べるのは苦痛である．せめて甘いものが好きなのか，塩っぽいものは好きなのかは確認したい．

2）食形態が合っていない

日本人なら病気を患った人の食事といえば，お粥を思い出すだろう．よかれと思ってお粥や軟食，きざみ食を出していないか．私の印象では，**お粥があまり好きではない人もいる**．漫然とお粥を出すのではなく，きちんと本人に確認しよう．

3）大量の補液が施行されている

補液が1日に2,000mLも3,000mLも行われている状況で空腹感を覚えることは難しい．必要のない補液は中止しよう．

4）ICU症候群は考えられるか

食欲不振を訴える人がいる部屋の環境はどうだろうか．電子音が四六時中鳴り響いていないか．窓やテレビはあるか．気分転換はできているだろうか．ICU症候群になって，ノイローゼになってはいないか．**部屋の環境**

にも注意を配りたい．

5）自尊心の低下がある

　　入院している人を子ども扱いしていないか．病気で弱っているからといって，その人の尊厳を蔑ろにしてはいないか．脳卒中で運動麻痺があったり，思うように言葉が出なかったり，今までできていたことが急にできなくなれば，誰もが自尊心を大きく傷付けられる．

　　さらに，医療従事者の何気ない行動が相手の自尊心を傷付けることもある．自分の言葉遣いはどうか，振る舞いはどうか．プライドを傷付けられたなら食べる気にもならない．当然のことだ．

6）医療従事者とうまく行っていない

　　上記と関連したものだが，人間関係のストレスは精神状態に大きく影響する．せめて医療従事者との関係がストレスにならないようにしたい．

7）病状・環境にストレスを感じている

　　4〜6）に関連したことである．改善できることがあれば，速やかに改善するように心掛けよう．

8）ADLを拡大できていない

　　一日中ベッド上で過ごしていたのでは，お腹も空かない．活動量を上げていこう．リハビリテーションを進めるという観点からも，日常生活動作（ADL）を拡大させていくことは重要である．

　　環境要因による食欲不振とは，入院中という特殊な環境がもたらすものだ．医療従事者は医療機関という特殊な環境に慣れて，その異常さに麻痺してしまっている．この事実を忘れないようにしたい．

❺ 栄養療法のPDCAサイクルを回していこう

　　さて，食欲不振の原因は見つかっただろうか．これらの項目以外にも食欲不振の原因となるものがあるかもしれない．**自分で気が付いたことをこのチェックリストに付け加えていこう．**

　　もし食欲不振が簡単に改善せず，強制栄養（経腸栄養，静脈栄養）を行うのであれば，経時的にモニタリングを行い，栄養の過不足をきちんと評

価しよう．栄養療法を開始しても，体重が増えていかないようであれば，何らかの問題があるはずである．その原因を明らかにさせよう．

　第5章で説明したように，栄養療法のPDCAサイクルを回していこう．状態をきちんと評価して，栄養療法を計画し，経時的に再評価して，改善する．

　食欲不振・体重減少に対応するだけでもこれだけの項目を意識しなくてはならない．しかし，ここまで読み進めてきたあなたなら，栄養療法を成功させるためにこのチェックリストをすべて確認しなければならない理由がわかるはずだ．

　栄養療法をうまく行うのは本当に難しい．それでも，きちんと手順をふめば必ず光が射す．諦めずに頑張ろう．

Point

- 食欲不振の疾病要因をひとつひとつきちんとチェックしていこう
- 食欲不振の環境要因を忘れないようにしよう
- 栄養療法のPDCAサイクルを回していこう

参考文献

1) Schleifer, S. J., et al. : The nature and course of depression following myocardial infarction. Arch Intern Med., 149 : 1785–1789, 1989
2) Frasure-Smith, N, Lespérance F, Talajic M.: Depression following myocardial infarction. Impact on 6-month survival. JAMA.,270 : 1819–1825, 1993
3) Glassman, A. H., et al. : Sertraline treatment of major depression in patients with acute MI or unstable angina. JAMA., 288 : 701–709, 2002
4)「脳卒中治療ガイドライン 2009」(脳卒中合同ガイドライン委員会/編), p150-151, 協和企画, 2009
5)「ベッドサイドの高齢者の診かた」(葛谷雅文, 秋下雅弘/編), p66, 南山堂, 2008

第6章 栄養療法の実践 〜育てた栄養アタマを活かす！

2. 高血糖への対応

レジ：「食欲不振と体重減少に向き合うのがこんなに複雑なことだとは考えてもしなかったです」

しみず：「とはいっても，チェックリストを眺めたときに納得するものがあったでしょう」

レジ：「そうですね．これまで考えてきたことがすべて凝縮されている感じがしました」

しみず：「今回の内容はほとんど栄養療法について話していないからね．だけど，ここに来てその理由がわかったのではないかな」

レジ：「すっと頭の中に入ってきました」

しみず：「次の実践的なテーマとして，血糖コントロールについて考えてみようか」

レジ：「高血糖の問題ですね．これも一筋縄には行かないですね…」

しみず：「僕も何が最善なのかわからない．だけど，考え方を整理しておく必要はある」

レジ：「高血糖は栄養ストレスの象徴的な存在ですからね」

しみず：「手探りではあるけれど，高血糖の対応について考えていこう」

❶ 栄養療法では血糖コントロールが絶対に必要である

症例提示

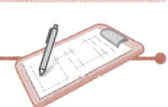

肺炎球菌性肺炎の診断で入院となったケース

【基本情報】76歳，男性
　身長 171cm，体重 63kg，BMI 21.5kg/m^2，標準体重 64.3kg

【経過】
　発熱・呼吸困難を主訴に救急外来を受診した．胸部CT上，右下肺野の浸

潤影を認め，肺炎球菌尿中抗原が陽性だったため，肺炎球菌性肺炎の診断に至った．呼吸状態が悪く，救急外来で薬剤による沈静下で人工呼吸管理が開始され，入院となった．
血糖 223mg/dL，HbA1c（NGSP）5.4％
これまで糖尿病を指摘されたこともなく，治療歴もない．

　栄養療法を施行する際には血糖コントロールが絶対に必要である．現在，一般的に**血糖の目標値は180mg/dL以下**とされている．中途半端な目標値であるが，これには理由がある．**血糖値200mg/dL以上は明らかに患者さんの予後を悪化させる**ことが臨床試験で明らかになっている．一方，**低血糖も同様に予後へ悪影響を及ぼす**ことがわかってきたからだ．
　集中治療領域における血糖コントロールの目標値の変遷について，「INTENSIVIST Vol.3 No.3（特集：栄養療法）」[1, 2]が参考になる．この領域は，正確な記述をしようとすれば引用すべき論文が膨大な数になってしまう．本書では，それらの文献紹介はやめて，実際に血糖コントロールを行う際の私なりのポイントを述べていく．このような方針であるため，根拠に基づいた提案ばかりではないことを最初に断っておく．

❷ 入院中の患者さんの高血糖をみたらどうするか

　まず血糖コントロールを行う際のポイントを**表1**にまとめた．以下，この順に解説していく．

表1 ● 入院中の患者さんの高血糖をみたらどうするか

1）急性の高血糖なのか，慢性的に高血糖なのか
2）何の診断で入院しているのか，手術を行う予定があるのか
3）これまで高血糖に対してどのような対応がされてきたのか
4）血糖コントロールを行おうとする患者さんはどんな状態か
5）介入時点で，どのような食事・栄養療法が行われているのか
6）どんな環境で血糖コントロールを行うか
7）実際にどんな介入を行うか

1）急性の高血糖なのか，慢性的に高血糖なのか

まずここをきちんと判断しよう．「高血糖＝糖尿病」ではないということだ．冒頭で提示した患者さんは，これまで糖尿病を指摘されたこともなく，治療歴もないが，入院時の血糖200mg/dLを超えていた．糖尿病ではない人が病気によって高血糖となったケースである．ここが重要な点である．**糖尿病ではない人が一過性に高血糖になるのと，すでに糖尿病である人の高血糖は区別する必要がある．**

というのも，**すでに糖尿病を患っている人に対して，血糖を急激に低下させることは不利益に働くことがありえる**からだ[3]．これまで行われてきた血糖コントロールの臨床研究は，糖尿病の人だけを対象にしている試験ではない．糖尿病ではない人も対象としている．普段，高血糖を認めていない人が，病気もしくは治療により高血糖をきたしたときにそのままにしておくと予後に悪影響を及ぼすという話だ．

これを拡大解釈して，糖尿病ではない人も糖尿病の人も等しく，血糖コントロールを厳しくすればいい，というものではないことがいわれている．実は**糖尿病の人が急性疾患を患ったときや周術期に血糖をどのようにコントロールすべきかはまだ結論が出ていない．**

理論的にも臨床研究の結果からも，少なくとも血糖200mg/dL以上は身体に悪影響がありそうだ．しかし，普段から血糖300〜400mg/dLで推移している糖尿病の人を病気になったからといって，数時間内に血糖180mg/dL以下へコントロールすることが良いかどうかはわからない．

私自身，糖尿病医としても，いつも悩みながら血糖コントロールを行っている．

2）何の診断で入院しているのか，手術を行う予定があるのか

血糖コントロールにおいては，診断名と今後どんな手術が予定されているかを把握することが重要である．

2001年にVan den Berghe（ヴァンデンバーグ）らが強化インスリン療法の有用性を示した臨床試験の対象者は，**60％以上が開心術後の人**たちだった．つまり，衝撃の論文は，**主に心臓血管外科の患者さんたちに対する血糖コントロールの有用性**を示すものだったのだ[4]．

一方，同じくVan den Berghe らが2006年に発表した臨床試験では，

内科系の重症患者さんを対象としている．主に肺炎や尿路感染症を契機に敗血症を患った人たちと考えていいだろう．この試験では，強化インスリン療法による集中治療室での死亡率の低下効果は軽微で，統計学的な有意差も認めなかった[5]．

つまり，**対象によって厳格な血糖コントロールの有用性が異なる**ということである．

入院時の診断名は何か，手術を行うのか，これらの要素が血糖コントロールの有用性に大きな影響を与えていることが理解できるだろう．

3）これまで高血糖に対してどのような対応がされてきたのか

糖尿病ではない人が入院後に高血糖をきたした場合，スライディングスケールを用いたインスリン療法が行われることがある．スライディングスケールとは，測定した血糖値に応じてインスリンの投与量を示す表のことである．一方で，すでに糖尿病を指摘されていた人の場合，入院時に経口血糖降下剤を内服していたり，インスリン療法を行っていることがほとんどだ．

これまで高血糖に対してどのような対応がされていたのかをきちんと確認することが大切である．

❶スライディングスケールと血糖変動

表2にインスリンのスライディングスケールの一例を示した．ここで強調したいのは，厳格な血糖コントロールを行ううえでスライディングスケールによる皮下注のインスリン療法は不向きである，ということだ．**スライディングスケールにより，血糖が激しく変動してしまう可能性がある**からだ．

患者さんの予後を良くするには，血糖の変動を小さくすることが重要である．図1はそれを示したものだ．グリセミック・バイアビリティ

表2 ● 皮下注によるインスリンのスライディングスケールの一例

血糖199mg/dL以下の場合，インスリン皮下注はしない
血糖200〜299mg/dLの場合，超速効型インスリン4単位皮下注
血糖300〜399mg/dLの場合，超速効型インスリン8単位皮下注
血糖400mg/dL以上の場合，超速効型インスリン12単位皮下注

【血糖値の変動を見る指標】
同じ平均血糖値でも，血糖の変動が大きい場合と小さい場合がある

GVが小さい　　　　　　　　　　　　　　　GVが大きい

平均血糖値

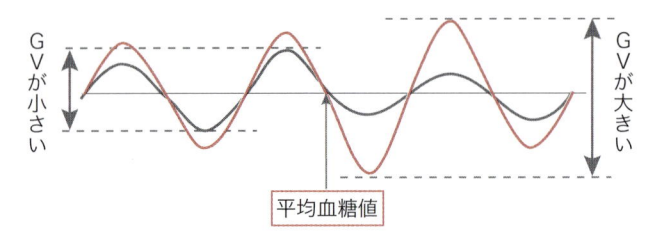

図1 ● グリセミック・バイアビリティ（GV）
血糖変動は小さければ小さいほどよい
（文献6より引用）

（glycemic viability：GV）とは血糖の変動の大きさを示す言葉である．血糖が大きく変動すればするほど集中治療室での死亡率が上昇することが知られている[6]．

❷超速効型インスリン

　スライディングスケールを用いた皮下注のインスリン療法では，一般的に**超速効型インスリン**が使用される．超速効型インスリンとは，注射後約15分で血糖の降下作用が現れ始め，約1時間で効果が最大になり，2～3時間後には効果が消滅するインスリンアナログ製剤のことである．2002年より医療現場に登場した．ノボラピッド®，ヒューマログ®，アピドラ®がある．

　以前使用されていた**速効型インスリン（ヒトインスリン）**との大きな違いは，超速効型インスリンでは作用が発現するまでの時間が短いため，食事の直前に打てるということだ．速効型インスリンでは食事の30分前に打つ必要があった．インスリンを打ってから食事するまでに少し待たなければならかなった．大切なことは，**速効型インスリンや超速効型インスリンの皮下注は食事に合わせて使用する**ということだ．

❸スライディングスケールの使い方

　さて，この説明からスライディングスケールの適応がみえてくる．つまり，スライディングスケールを用いた皮下注のインスリン療法を行うには，**食事や間歇的な経腸栄養が行われているのが前提**なのである．これま

での自分の使用法を振り返ってほしい．このルールを守ってスライディングスケールを用いていただろうか．

そもそも**スライディングスケールは，食事量が安定しない人の血糖上昇に対する対症療法としての治療法**である．これにより良好な血糖コントロールが得られるわけではない．少なくとも食事や間歇的な経腸栄養が行われていない人，すなわち**経腸栄養の持続投与や持続的な静脈栄養を行っている人に安易なスライディングスケールを行うと，血糖が大きく変動し，かえって負担をかける**可能性が高い．「少し血糖が高いな，血糖コントロールのためにとりあえずスライディングスケールをしておこう」という考え方は危険である．

これまでの治療歴をきちんと確認し，それに合わせてどのような血糖コントロールが最善なのかを検討しよう．

たとえば2型糖尿病で入院前から超速効型インスリン（8-8-8-0単位），長時間の作用を持つ持効型インスリン（0-0-0-12単位）を打っている人に，これまでの治療歴を何も確認せずに「とりあえずスライディングスケール」という指示は，あまりに無謀である．もはや血糖コントロールを行っていることにはならない．

もし皮下注のスライディングスケールを使用するとしても，短期間の使用に留め，血糖の変動が小さくなるような治療へ変更しよう．

4）血糖コントロールを行おうとする患者さんはどんな状態か

血糖値が200mg/dLを超えていた場合，どんな原因が考えられるだろうか．**表3**に高血糖の原因を示した．この分類は一般的なものではなく，あくまで私見である．しかし，高血糖をみたときにどのように鑑別していくかの参考になるだろう．

高血糖の原因は複合的な場合もある．たとえば，1型糖尿病の人が肺炎で入院し，ショックバイタルに対してカテコラミン製剤が持続投与され，中心静脈栄養で過剰な糖質が投与され，それに合わせて適切なインスリン療法が施行されていなかった場合など．この場合の高血糖は，食事・栄養療法，インスリン分泌の低下，ストレス，薬剤と実に4つの原因が含まれている．

高血糖を改善させたい場合，必ずしもインスリンを使うことだけが治療の選択肢ではない．過剰な糖質の摂取を見直す，ストレスとなる病状を改

表3 ● 高血糖の原因

原因の分類		具体的な原因	判断基準
食事・栄養療法	ヒトのカラダが糖質を処理する能力には限界がある	糖質の過剰摂取	糖質の摂取量 糖質の投与速度
インスリン分泌の低下	インスリンがなければ主に筋肉と脂肪へ効率的なグルコースの取り込みがなされない	1型糖尿病 2型糖尿病の進行期	血中インスリン 血中C-ペプチド 蓄尿C-ペプチド
ストレス	ストレスホルモンの分泌過多によるインスリン抵抗性の増大	重症疾患 ストレス 外傷 手術 悪液質疾患	SIRSの基準を満たす CRPの上昇 疼痛 既往歴 必要に応じて原因を精査
生活習慣	生活習慣に起因するインスリン抵抗性の増大	2型糖尿病 肥満	糖尿病の既往歴 BMI HbA1c グリコアルブミン
薬剤			副腎皮質ステロイド カテコラミン製剤 グルカゴンなど

善させる，副腎皮質ステロイドやカテコラミン製剤を中止する．

高血糖は患者さんの予後を悪化させるということ自体，**表3**をみれば何となく想像がつくだろう．**糖尿病ではないのに高血糖をきたすのは，不適切な栄養（糖質の過剰），重症病態，緊急時に使用する薬剤が関与している**と考えられるからだ．すなわち，高血糖をきたす人たちはそれだけ大きな病気を患っているということである．

われわれがやらなくてはいけないことは，少なくとも**不適切な強制栄養を行わない**ことだ．不適切な強制栄養により高血糖をきたし，そのためにインスリンを使用しているのでは，本末転倒である．

「血糖コントロール＝インスリン」ではないことをきちんと頭に入れておこう．インスリン療法以外にできることがないか，いつも考えよう．

5）介入時点で，どのような食事・栄養療法が行われているのか

食事・栄養療法は高血糖の原因となる．このため，どんな食事・栄養療法が行われているか，を正確に把握する必要がある．この点は極めて重要

表4 ● 食事・栄養療法の形態と血糖コントロール方法

食事・栄養療法の形態	血糖コントロール方法	血糖チェックの回数・注意点
通常の食事（3食）	さまざまな組み合わせがある	食前血糖（3回） 必要に応じて食後血糖
経口摂取 （食事量が低下）	スライディングスケール 経口血糖降下剤は中止した方が望ましい	食前血糖（3回） 低血糖に注意
間歇的な経腸栄養	低GI・低糖質の経腸栄養剤 食物繊維 グリニド系薬剤 α-グルコシダーゼ阻害薬 DPP-4阻害薬 超速効型インスリン 持効型インスリン	経腸栄養剤投与前の血糖（投与回数に合わせて） 必要に応じて経腸栄養剤の投与後の血糖をチェック
持続的な経腸栄養	低GI・低糖質の経腸栄養剤 食物繊維 インスリン持続静注 持効型インスリン DPP-4阻害薬 スルホニルウレア薬	急性期は1〜2時間ごとも検討 安定期は血糖6〜8時間ごと
静脈栄養	糖質の過剰に注意 インスリン持続静注	急性期は1〜2時間ごとも検討 安定期は血糖6〜8時間ごと

である．通常の食事，間歇的な経腸栄養，持続的な経腸栄養，静脈栄養のそれぞれで血糖コントロールの方法は違うからである．

表4に，食事・栄養療法の形態と血糖コントロール方法を示した．血糖コントロールの方法については私見である．

私は**食事量が低下して摂取量が不安定な人**に対して，短期的にスライディングスケールを使用している．

❶経腸栄養

間歇的な経腸栄養では，グリニド系薬剤（グルファスト®，シュアポスト®），α-グルコシダーゼ阻害薬（ベイスンOD®，セイブル®），DPP-4（dipeptidyl peptidase-4：ジペプチジルペプチダーゼ-4）阻害薬（トラゼンタ®など）を組み合わせて使用することがある．薬剤の選択は好みになる．私はグルファスト®，ベイスンOD®，トラゼンタ®の組み合わせを使用することが多い．もちろん病状が安定しないようなときは，経口血

糖降下剤を控えるべきで，インスリン療法を行う．

持続的な経腸栄養では，インスリン持続静注が最も好ましいかもしれない．経腸栄養を持続投与するのは，多くの場合は急性期である．病状が不安的な時期なので，長期間の血糖効果作用を持つ持効型インスリンや経口血糖降下剤では変化に対応しにくい．安定期であれば，持効型インスリン，DPP-4阻害薬，スルホニルウレア薬などを使うことは可能だろう．もちろん低血糖には注意が必要だ．

グリニド系薬剤やα-グルコシダーゼ阻害薬は，主に食後血糖を抑える目的の薬剤なので，経腸栄養の持続投与を行っている際には適さない．

❷静脈栄養

静脈栄養では，インスリン持続静注になるだろう．各輸液製剤にインスリンを混注する方法もあるが，基本的にはインスリンはシリンジポンプを使って血糖をみながら適宜投与量を調整する方が望ましい．

❸低GI・低糖質

全体的なことだが，経腸栄養なら血糖の上昇しにくい**低GI（glycemic index）**の製品を使用することが望ましい．また，必要に応じて低糖質も意識する．静脈栄養なら，糖質の投与量，投与速度がカラダに負担になっていないか，その都度確認する．

❹ビグアナイド薬とチアゾリジン薬

経口血糖降下剤は，基本的に急性期には使いにくい．**表4**にはいくつかの薬剤を提示したが，積極的に使っていくという意味ではなく，安定期であれば使用してもよいという程度だ．

ビグアナイド薬（メトグルコ®）は，高齢者，腎不全，肝不全，脱水，アルコール依存症に対して使いにくく，造影剤との相性も悪い．基本的には急性期の血糖コントロールには不向きな薬剤だ．

チアゾリジン薬（アクトス®）は，腎の尿細管でNaと水の再吸収を促進する作用があるため，**体液貯留傾向となる**．心不全には禁忌となっている．こちらも急性期の血糖コントロールには使いにくい．

❺インクレチン関連薬

今後，期待されるのは，GLP-1（glucagon-like peptide-1：グルカゴン様ペプチド-1）受容体作動薬（ビクトーザ®，バイエッタ®，リキスミ

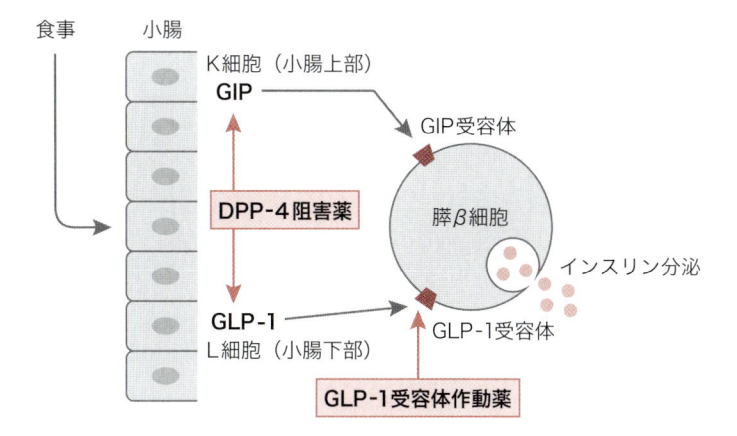

図2● インクレチン関連薬の作用機序

ア®など）である．現在はインスリン療法のように急性期に用いられることは適応外だが，理論的には急性期の病態を改善させるのに良い影響があるのではないかと考えている．

そもそも静脈栄養より経腸栄養の方が血糖は上昇しにくい．その理由の1つに，消化管が分泌するホルモンである**インクレチン（incretin）**の影響がある．インクレチンの名前の由来は，「腸管（intestine）が分泌（secretion）するインスリン（Insulin）」である．以前から腸管は血糖を下げるホルモンを分泌しているのではないか，といわれていたのだ．

インクレチンには**GLP-1**と**GIP（glucose-dependent insulinotropic polypeptide：グルコース依存性インスリン分泌刺激ポリペプチド）**がある（**図2**）．GLP-1は小腸下部のL細胞から，GIPは脂肪が刺激になって十二指腸のK細胞から分泌される．GLP-1受容体作動薬やDPP-4阻害薬は，このGLP-1やGIPの作用を増強させるので，インクレチン関連薬と呼ばれる．

あくまで私見だが，将来的にインスリンとGLP-1受容体作動薬を同時に使用して，急性期の血糖コントロールが行われるようになるのではないか，とみている．時間が経ち，研究が進むのを待ちたい．

6）どんな環境で血糖コントロールを行うか

表4は血糖チェックの回数・注意点についても記載してある．実は血糖

コントロールを行うときに，どんな環境で行うかは非常に重要である．というのも，**血糖チェックが頻回になればなるほど，スタッフの仕事量が増える**からだ．

良好な血糖コントロールを行うためには，本当なら持続的に血糖をモニタリングするのが望ましい．これは一般的に**CGM（continuous glucose monitoring：持続血糖モニタリング）**と呼ばれる．このCGMを行う器機はまだどんな場所でも使える汎用品であるとは言い難い．

たとえば，通常の集中治療室（ICU）では，体温，血圧，脈拍数，呼吸数，酸素飽和度，尿量などがすべて経時的に記録されている．これらの項目をモニタリングするのに電子音が四六時中鳴り響くことが，ICU症候群の一因となっている．

本来なら血糖も持続的にモニタリングしたい．しかし，現状では，酸素飽和度のように非観血的に血糖を測定することが難しい．このため，血糖を確認する場合にはその都度血液を採取することになる．CGMを行う機器を使用しても，毎回血液を採取する必要はなくなるが，日本で使用されているものではリアルタイムに血糖を把握することはできない．

現在，血糖の測定は誰かの労働に頼っている．誰かが血糖のために時間を割いている．だから，良好な血糖コントロールを目指すからといって，闇雲に血糖を頻回測定するのは勧められない．やはり正当な理由が必要だ．

ICUなら1〜2時間の血糖チェックを快く引き受けてくれるかもしれない．しかし，一般病棟でそんなことをやったら，すぐにスタッフから批判の声が上がるだろうし，血糖チェックをされる患者さんも嫌がるに違いない．**環境を考慮して適切な血糖チェックの回数を選びたい．**

今後，栄養療法が飛躍するためには，非観血的にリアルタイムで血糖を確認できる機器の登場が待たれる．

7）実際にどんな介入を行うか

これまでの項目をすべて考慮したうえで，どんな介入を行うかを考えていく．急性期の血糖コントロールがいかに複雑で難しい問題であるか，よく理解できたと思う．それぞれのケースによって最善の血糖コントロール方法は異なるということを強調したい．

栄養療法を行う立場でいちばん興味があるのは，**どんな方法でインスリン持続静注を行うのが最善なのか**，ということだろう．これは私にもよく

表5 ● 清水流インスリン持続静注のコツ

①低血糖のリスクと患者さん・スタッフの負担を考慮し，必要のないインスリン持続静注は行わない
②血糖180mg/dL以上からインスリン持続静注を行うかどうか検討する
③糖尿病の患者さんであっても初期設定は1.0～2.0U/hで十分にコントロール可能
④低血糖を避けるには血糖チェックを頻回（1～2時間）に行うのが最も有効
⑤ただし，頻回な血糖チェックは環境を選ぶ
⑥インスリン持続静注を開始後に高血糖（200mg/dL以上）を認めた場合，一度に変化させる流量は0.1～0.2U/h程度で行う方が低血糖になりにくい
⑦グリセミック・バイアビリティの考え方に基づき，急激な流量の変更は行わない
⑧血糖の乱高下および低血糖をきたさないように慎重に高血糖を改善する
⑨周術期では，術前ではインスリン持続静注以外の方法で血糖コントロールを行い，術中・術後では必要に応じてインスリン持続静注を行う
⑩可能なら術中から，最低でも術後12～36時間以内に血糖180mg/dL以下を目指す
⑪内科系の重症の患者さんでは，急激な血糖変動・低血糖のリスクを考慮し，24～48時間かけて良好な血糖コントロールを目指す
⑫病状が改善すると，高血糖も改善することがある
⑬インスリン持続静注の投与量は各個人およびその状態により大きく異なる
⑭過去の成功体験を別の患者さんに対して無条件に当てはめない

わからない．インスリンの必要量は患者さんごとに大きく異なるからである．

ある人は1日に超速効型インスリン24単位（1単位/時間：U/h）の持続静注で良好な血糖コントロールを得られる人もいれば，120単位（5U/h）が必要となる人もいる．一方で，まったくインスリンを使わなくても，血糖が正常範囲内で保たれている人もいる．高血糖だといって慌ててインスリン持続静注を始めたら，0.5U/h程度でたちまち低血糖をなってしまう人もいる．

表5にはインスリン持続静注を行う際のコツをまとめた．自分の経験から感じたことなので，根拠を求められると答えられない．あくまで個人的な印象である．

なお，これだけではあまりに漠然としているので，参考図書を紹介する．入院中の患者さんの血糖コントロールを行う際に参考になるのは，「**病棟血糖管理マニュアル**」[7]だろう．血糖コントロールに必要な理論と具体的な症例が豊富に盛り込まれている．ぜひとも内容を確認してほしい．

本稿の最初に提示した肺炎球菌性肺炎で入院となった患者さんのケースでは，細かい情報を示していないので，具体的にどのように血糖コントロールを行うかは回答できない．**高血糖を改善させるときも丁寧な情報収集と繊細な治療戦略が求められる．**これまで解説してきたポイントを参考に，自分が遭遇した高血糖に対応していこう．

❸ 栄養療法と血糖コントロールの戦いは続いていく

私なりの血糖コントロールのポイントを示してきた．具体的で根拠のある提案ではなかったので，本書だけを読んで実際に血糖コントロールを行うのは難しいと思う．私自身も未だに手探り状態であり，日々最善の血糖コントロール方法を模索している．栄養療法と血糖コントロールの戦いはこれからも続いていくだろう．血糖コントロールの話題は常に最新の情報を取り入れていきたい．

Point

- 栄養療法に合わせて適切な血糖コントロールの方法を選択する
- 血糖の乱高下および低血糖をきたさないように高血糖を改善する
- 高血糖を改善させるなら丁寧な情報収集と繊細な治療戦略が求められる

【参考文献】

1) 岩坂日出男：厳格な血糖管理 tight glycemic controlの理論「特集：栄養療法」，INTENSIVIST, Vol.3 No.3：445-459, メディカルサイエンスインターナショナル, 2011
2) 江木盛時：厳格な血糖管理 tight glycemic controlの臨床「特集：栄養療法」，INTENSIVIST, Vol.3 No.3：461-473, メディカルサイエンスインターナショナル, 2011
3) Van den Berghe G., et al. : Intensive insulin therapy in mixed medical/surgical intensive care units : benefits versus harm. Diabetes, 55 : 3151-3159, 2006
4) Van den Berghe G., et al. : Intensive insulin therapy in the critically ill patients. N Engl J Med., 345 : 1359-1367, 2001
5) Van den Berghe G., et al. : Intensive insulin therapy in the medical ICU. N Engl J Med., 354 : 449-491, 2006
6) Krinsley, J. S. : Glycemic variability: a strong independent predictor of mortality in critically ill patients. Crit Care Med., 36: 3008-3013, 2008
7) 「病棟血糖管理マニュアル 理論と実践 第1版増補版」(松田昌文/著), 金原出版, 2010

第6章　栄養療法の実践 ～育てた栄養アタマを活かす！

3. 栄養療法は運動とセット！？
～カラダを動かすことの大切さ～

レジ「それにしても，血糖コントロールは難しいですね」

しみず「いやぁ…自分も糖尿病を専門にしているけど，今でもよくわからないと感じているよ」

レジ「かなり難しい問題なんですね」

しみず「しかも糖尿病領域は新しい治療法がどんどん現場に投入されているからね．今後10年でまた大きく変わっていくだろうね」

レジ「常に最新の情報を追っていかないとダメですね」

しみず「ところで，今回は病気と栄養状態の話をずっとしてきたけど，栄養療法が本領発揮するのは病気が治ってきてからだと思わない？」

レジ「確かに，病気のときは筋肉がどんどん分解されていきますからね．栄養状態は改善しにくいですよね」

しみず「病気が治って，カラダが動かせるようになって，元の生活に戻ろうとするときこそ，栄養療法が最も活躍できる場面ではないかな」

レジ「つまり，リハビリテーションを行っているときということですか」

しみず「おっ，鋭いね」

❶ 栄養療法に運動を加えよう

症例提示

尿路感染症に伴う敗血症が治癒したが，筋力低下を自覚しているケース

【基本情報】75歳，女性
　　身長162cm，体重62kg，BMI 23.6kg/m^2，標準体重57.7kg

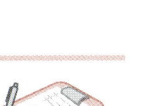

【経　過】
　尿路感染症に伴う敗血症の診断で入院となり，10日間が経過した．治療が奏功し，全身状態が改善してきた．食事量もほとんど全量摂取できている．
　治療期間中，ベッド上で安静にしていた期間が長かったので，本人は全身の筋力が低下していると感じている．退院に向けて日常生活動作（ADL）を改善していきたい．

　ヒトが食べる理由は，材料としてのカラダの構成物質を得ること，燃料としてのエネルギーを得ること，などがあることをすでに述べた．それでは，**何のためにカラダの構成物質を得て，エネルギーを得る必要があるのか**，といえば，もちろん**日常生活を送るため**である．カラダを起こしたり，歩いたり，何を手に取ったり，食事をしたりなどの動作を行うためには，それを実現させるための筋力，丈夫な骨格，そして筋肉を収縮させるためのエネルギーが必要になる．

　ただ十分な栄養を摂取していても，筋力や骨格が維持できなければ意味がない．病気になり，強いストレスがかかった状態では，どんどん筋肉が壊れていく．この状態が進行しないようにするためには，**病気に対する正確な診断と適切な治療が何より重要**である．そして，病気という嵐が通り過ぎるまで，カラダに負担のかからない適切な栄養療法を行うことで，筋肉が衰えていく速度を遅くすることも大切だ．

　しかし，どんなに理想的な栄養療法を行ったとしても，病気を患った人のカラダは多少なりとも傷んでいく．病気が治ったからといって，カラダの状態は元通りにはなっていない．これは仕方がないことだ．その状態を回復させるには，傷んだ筋肉を元通りにするような治療が必要となる．筋肉を元通りにするのに必要なのは，その材料となる十分な栄養補給はもちろんである．しかし，それだけでは不十分だ．カラダを動かすこと．つまり，**栄養に運動を加える**ことが重要なのである（**図1**）．

❷ なぜリハビリテーションではカラダを動かすのか

　リハビリテーション（rehabilitation）の語源はラテン語であり，re（再び）＋habilis（適した），すなわち「再び適した状態になること」「本来あ

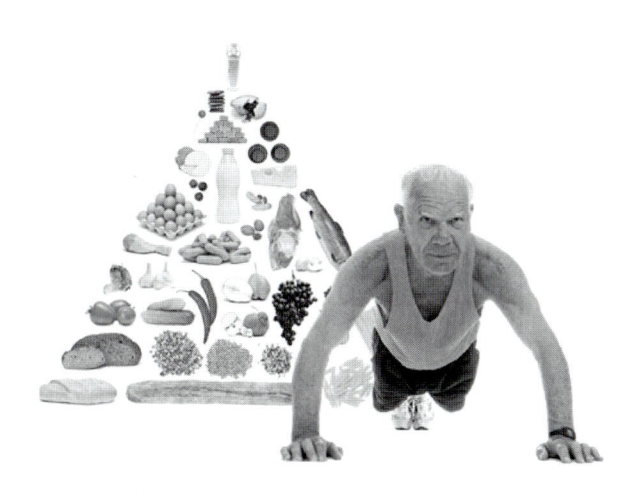

図1 ● 栄養と運動の組み合わせが最強タッグ
Oleg Fedotov, Glenda Powers／ゲッティ イメージズ

るべき状態への回復」などの意味を持つ．

　リハビリテーションというと一般に，脳卒中や骨折や外傷などの整形外科疾患を患った人が行うものというイメージもあるかもしれないが，「本来あるべき状態への回復」と捉えれば病気を患ったすべての人に適応できる概念だろう．どんな病気でも患えばカラダは傷む．病気が長期間になればなるほどカラダの傷みはひどくなる．程度の差こそあれ，病気を患ったすべての人にリハビリテーションが必要である．

　リハビリテーションというとカラダを動かすことを誰もがイメージするが，なぜリハビリテーションではカラダを動かすのだろうか．それは，**カラダを動かすことで筋肉の再生する速度が速まる**からである．もっといえば，カラダを動かなければ，筋肉の再生が進んでいかない．その場合，筋肉は萎縮していく一方である．

❸ 栄養療法だけでは廃用症候群を防げない

　カラダを動かさないことで全身の筋力が低下し，日常生活動作（ADL：activities of daily living）のレベルが低下したり，嚥下，消化吸収，呼吸循環などのカラダの能力が衰えていく状態を**廃用症候群**（disuse syndrome）と呼ぶ．廃用症候群はできる限り避けるべき状態であり，低

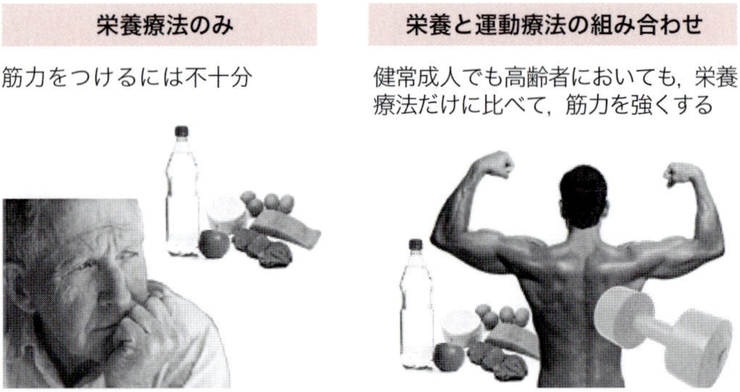

栄養療法のみ	栄養と運動療法の組み合わせ
筋力をつけるには不十分	健常成人でも高齢者においても，栄養療法だけに比べて，筋力を強くする

図2 ● 栄養療法だけでは筋力はつかない
Jacob Wackerhausen, Ron, George Doyle／ゲッティ イメージズ

栄養状態が続くのであれば，全身の機能低下をさらに悪化させてしまう．しかし，栄養療法さえしていれば，廃用症候群を防げるわけではないことは明らかだ．あくまでカラダを使っていかなければ，カラダの機能は維持できない．

健常成人の筋力の増強について，栄養療法（アミノ酸サプリメント）と運動療法（レジスタンストレーニング）をそれぞれ単独で用いた場合と，同時に行った場合でその効果を比較した研究では，**栄養療法だけでは筋肉の改善はほとんど得られないが，栄養と運動の併用で筋力の増強効果が最大になる**[1]ことがわかっている．高齢者における廃用性の筋力低下に対する介入でも同様の結果が示されている[2]（図2）．

これは重要な研究結果だ．寝たきりの人が十分な栄養を摂ったとしても，筋肉は増えず，筋力は上がっていかない．エネルギーが過剰になれば，ただ脂肪が増えていくだけである．脂肪が増えてもADLの向上につながらないのは明白だろう．

一方で，**十分な栄養を摂取していない人が運動療法を行っても，その効果は低くなる**．東京に住む1,000人を超える70歳以上の高齢者を対象にした研究では，低アルブミン血症と低ビタミンD血症を認める群では，そうでない群に比べて，筋力やバランスを取る能力などの身体機能の低下を認めた[3]．アルブミンがタンパク質を合成する能力を表す指標であり，ビタミンDが骨の強さと関係がある指標であることを考えれば，当然の結果

といえよう．強い筋肉と強い骨を支えるのは栄養に他ならないからである．

このように，栄養だけでもダメ，運動だけでもダメというのが現実であり，よく覚えておくに値する事実である．結局，**廃用症候群にならないためには，十分な栄養を摂って，さらにカラダを動かして鍛えるしかないの**である．

❹ 超高齢社会の難題　〜サルコペニア〜

超高齢社会の難題の1つが，サルコペニアを患いADLが低下した高齢者をどのようにサポートしていくか，ということだろう．**サルコペニア**（sarcopenia）とは，**筋力の低下，または老化に伴う筋肉量の減少**を指す．原因によって表1のように分類される．

サルコペニアは単に加齢が進むだけでも進行しうる．さらに，活動量の低下，栄養状態の悪化，急性および慢性疾患が加わると，進行が速まる．高齢者はただでさえ加齢によりサルコペニアに陥りやすく，さらに，活動量の低下や不適切な食習慣，多くの疾患の影響を受け，筋肉が消耗しやすい状態にある．

栄養療法を行う意義は，サルコペニアを防いで患者さんのADLを低下させないことだ．ただし，サルコペニアを防ぐのに，栄養療法だけでは不十分であることはこれまで説明してきたとおりである．十分な栄養を提供するとともに，正確な診断と適切な治療を行い，疾患の状態を改善し，活

表1 ●サルコペニアの原因による分類

原発性サルコペニア
加齢の影響のみで，活動・栄養・疾患の影響はない
二次性サルコペニア
活動によるサルコペニア：廃用性筋萎縮，無重力
栄養によるサルコペニア：飢餓，エネルギー摂取量不足
疾患によるサルコペニア 　侵　襲：急性疾患・炎症，外傷，手術，急性感染症，熱傷など 　悪液質：慢性疾患・炎症，がん，慢性心不全，慢性腎不全，慢性呼吸不全，慢性肝不全，関節リウマチ，慢性感染症など 　原疾患：筋萎縮性側索硬化症，多発性筋炎，甲状腺機能亢進症など

文献4より作成

動量を上げていくことが必要となる．

　病気が治ったら，栄養療法と運動をセットにして，カラダの状態を元に戻していく．栄養療法をしていても，ベッド上安静を続けていたのでは，いつまで経ってもカラダが動くようにはならない．カラダを動かすことの大切さを忘れないようにしよう．

Point
- 栄養療法は運動とセットになったときに最大限の効果を発揮できる
- 栄養療法だけでは筋力をつけることはできない
- 栄養療法と運動を駆使して，超高齢社会の難題であるサルコペニアを克服しよう

参考文献

1) Brooks, N., et al. : Resistance training and timed essential amino acids protect against the loss of muscle mass and strength during 28 days of bed rest and energy deficit. J Appl Physiol., 105 : 241-248, 2008.
2) Maria, A. et al. : Exercise Training and Nutritional Supplementation for Physical Frailty in Very Elderly People. N Engl J Med., 330 : 1769-1775, 1994
3) Kwon J, et al.: Concomitant lower serum albumin and vitamin D level are associated with decreased objective physical performance among Japanese community-dwelling elderly. Gerontology, 53 : 322-328, 2007
4) Cruz-Jentoft, A. J., et al. : Sarcopenia : European consensus on definition and diagnosis. Age and Ageing, 39 : 412-423, 2010

第6章 栄養療法の実践 ～育てた栄養アタマを活かす！

4. 退院後の栄養について考える

レジ「栄養療法は運動と組み合わせることで最大限の効果を発揮するんですね」

しみず「まずは病気を治す．治ったらしっかりリハビリテーションをする．ただ栄養療法だけやっていても，効果は不十分なんだよ」

レジ「ようやく全部がつながってきましたね」

しみず「ずいぶん遠回りしたからね．でも，栄養療法の全体像が掴めてきたんじゃないかな」

レジ「そうですね．どんな人にどんなことを注意して栄養療法を行うか．どんな病気を患っていて，どれくらい栄養を必要としているか．栄養がストレスになっていないか．色々ありましたね」

しみず「そして，最後は退院後の栄養をどうするかということで終わりにしよう」

レジ「退院後…つまり外来ということですか」

しみず「みんなずっと病院にいるわけではないから，患者さんは退院していくのが常だよ」

レジ「退院後のことは考えたこともなかったです」

しみず「…長かった今回の旅もようやく終わるなぁ」

❶ 退院後の栄養のポイント

　今回は栄養療法のさまざまな側面をみてきた．最後を締めくくるテーマは，退院後の栄養をどうするか，である．入院中の栄養療法と退院後の栄養は，似ている部分と異なる部分がある．**表1**にそのポイントをまとめた．
　なお，退院後は栄養療法という言葉は使用しない．というのも，医療従事者が患者さんに提供するものではなく，患者さんが自ら実践するものだからだ．医療機関ではどちらかといえば，医療従事者が栄養療法の主役

表1 ● 退院後の栄養のポイント

①人手がかけられない（患者さん本人と家族が中心）
②患者さんと家族が栄養の知識を持っておく必要がある
③急性疾患を考慮しないで済むので，きちんとした食事をすれば，栄養状態が維持できる可能性が高い
④悪液質疾患では，食欲不振と体重の減少に注意する
⑤慢性臓器不全では，栄養がストレスにならないように適切に制限する
⑥1〜2カ月の血液検査で各項目をモニタリングしていく
⑦退院後の栄養の目標は，生きるか死ぬかではなく，入院せずに日常生活動作（ADL）を保つことにある
⑧急性疾患より慢性疾患に対する栄養の注意点が焦点となる

だった．**退院後は患者さんが主役**である．われわれは栄養療法のプレーヤーから良きアドバイザー，コンサルタントに変わっていく必要がある．

これまで調べてきたように，栄養と病気の関係は非常に複雑である．普通に生活していたのでは，それらの情報を簡単に手に入れることはできない．医療機関で働いていたとしても，なかなか手に入れることができない情報でもあるからだ．

栄養と病気のコンサルタントとして，1〜2カ月に一度の外来と血液検査の結果から，患者さんへ適切なアドバイスをしていくことが目標である．

❷ 過剰栄養，偏食による弊害

症例提示

肺炎を契機に入院となり，2型糖尿病と慢性腎臓病が発見されたケース

【基本情報】68歳，男性
　身長 168cm，体重 89kg，BMI 31.5kg/m^2，標準体重 62.1kg

【経　過】
　肺炎を契機に1週間の入院加療を行った．入院中に2型糖尿病と慢性腎臓病をはじめて指摘された．定年後は健康診断などを受けていなかった．退院後の外来フォローをどうするか．

上記で紹介したようなケースは，よく遭遇する．急性疾患である肺炎はすぐに完治したが，入院をきっかけに2型糖尿病と慢性腎臓病がみつかった．よくみるとBMI 30kg/m²を超えており，肥満もある．肺炎は治ったとしても生活習慣病のフォローが必要である．このケースは，いわゆる肥満を伴う2型糖尿病と慢性腎臓病の人をどうやってフォローしていくという話だ．対応策はそれぞれのガイドラインを参照してほしい．

　ここで強調したいのは，**生活習慣病のフォローでは食生活の改善が重要となる**ということだ．

　21世紀の先進国における世界的な栄養の課題は，**メタボリック・ドミノ**[1]との戦いである（**図1**）．食生活の乱れ，運動不足，睡眠不足，喫煙などが重なり，いつしか肥満やインスリン抵抗性を認めるようになる．この状態が長く続くようになると，食後高血糖，高血圧，脂質異常症，脂肪肝などが明らかとなる．インスリン抵抗性が悪化していけば，2型糖尿病となる．こうした疾患群は，虚血性心疾患，脳血管障害，閉塞性動脈硬化症，慢性腎臓病など動脈硬化性疾患の危険因子となっている．動脈硬化性疾患の進行により，最終的には心不全や脳卒中，認知症，下肢切断，血液透析，失明などに至る．

　メタボリック・ドミノの進行を防ぐためには，食生活の乱れを改善させることが重要である．高血圧症，脂質異常症，2型糖尿病など生活習慣病では，主にエネルギー摂取過多による過剰栄養が原因であるが，エネルギー摂取過多だからといって，その他の栄養素が十分に摂取できているとは限らない．適正なエネルギー摂取を促すとともに，偏食の有無を確認し，改善していく必要がある．**偏食は必須アミノ酸や必須脂肪酸，ビタミン，ミネラルの欠乏を招く**ことがある．近年，糖尿病に対して糖質制限食が流行しつつあるが，血糖値の改善をみるだけでなく，偏食に陥っていないかどうかも確認する必要がある．

　提示症例は，正しくメタボリック・ドミノの代表例である．もしかすると，入院中には見逃されていた高血圧症や脂質異常症，高尿酸血症，脂肪肝なども隠れているかもしれない．糖尿病で腎症があるのであれば，眼底や神経所見にも変化がみられているかもしれない．

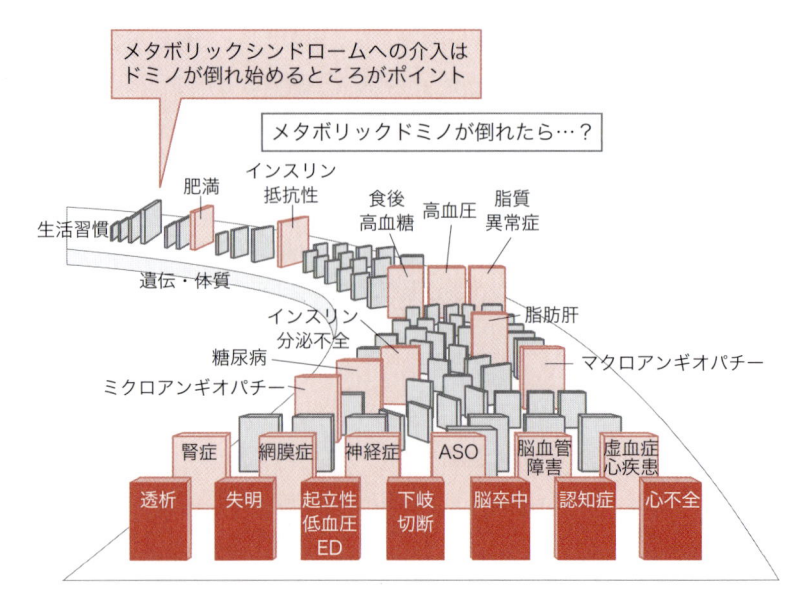

図1 ● メタボリック・ドミノ
文献1より引用

❸ ロコモティブ・シンドロームと栄養

　超高齢社会に伴い，日常診療で高齢者を診察する機会が増えている．高齢者の特徴には，老化に伴う身体機能の低下，慢性疾患に伴う生理機能の低下などがあげられる．

　身体機能の低下においては，近年**ロコモティブ・シンドローム**（locomotive syndrome：運動器症候群）が注目されている．これは，**運動器の障害によって，介護・介助が必要な状態になっていたり，そのような状態になるリスクが高まっている状態**をいう（**図2**）．運動器を構成する要素には，骨，関節軟骨，椎間板，筋肉・靱帯，神経系がある．骨の病気では，骨粗鬆症や骨粗鬆症関連骨折，関節軟骨，椎間板の病気では，変形性膝関節症，変形性腰椎症，筋肉・靱帯，神経系の病気では，サルコペニアや神経障害などがあげられる．

　骨粗鬆症では，ビスフォスフォネート製剤や選択的エストロゲン受容体調整薬（SERM：selective estrogen receptor modulator）に加えて，**カルシウム，ビタミンD，ビタミンKなどの栄養素を適切に摂取することが**

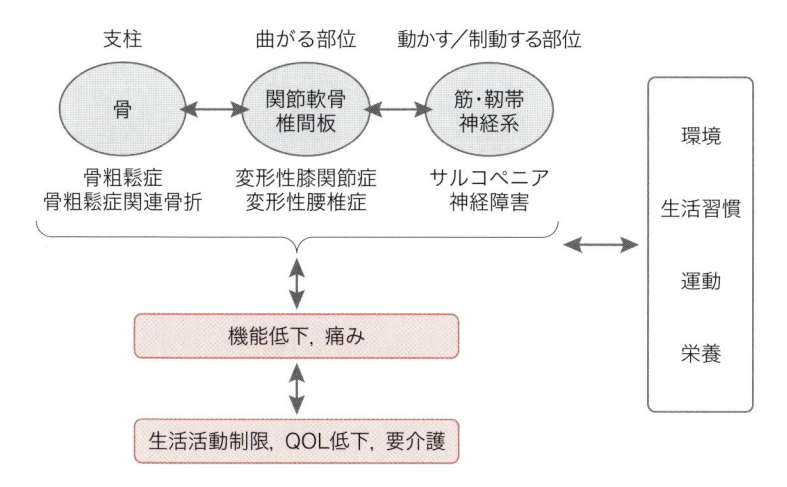

図2 ● ロコモティブ・シンドロームの概念
文献2より引用

推奨されている．それらの栄養素は製剤化もされている．ビタミンB_6，B_{12}，葉酸，ビタミンCなどは皮膚，骨，軟骨などに含まれるタンパク質のコラーゲンの適正な合成に必要である．

過体重（$25 \leq BMI < 30 kg/m^2$）や肥満（$30 kg/m^2 \leq BMI$）では，変形性関節症や慢性腰背部痛を認めやすい[3]．変形性関節症に関する国際学会であるOARSI（Osteoarthritis Research Society International）のガイドライン[4]において，「体重過多の股・膝関節疾患者には，減量し，体重をより低くすることを推奨する」との指摘がある．

第6章-3で説明したサルコペニアは，筋肉量の低下を必須項目として，それ以外に筋力または身体機能の低下のうちどちらかが当てはまれば診断できる．サルコペニアに対しては，十分なタンパク質の摂取を中心として，分岐鎖アミノ酸や脂肪酸，ビタミンDの投与などに効果があるとされている．しかし，その効果は限定的だといってもよい．サルコペニアをどのように改善させていくかは今後も注目のテーマである．

このようにロコモティブ・シンドロームにおいて，栄養が果たす役割は大きい．

提示症例では，肥満（$30 kg/m^2 \leq BMI$）が認められている．今後，長期的にはロコモティブ・シンドロームに移行する可能性も高いわけだ．

実際に私が糖尿病外来をやっていても，骨粗鬆症，変形性膝関節症，腰椎症，サルコペニアを合併した人たちをたくさんみかける．超高齢社会においては，ロコモティブ・シンドローム対策も疎かにできない．

❹ 慢性疾患と栄養

第4章-2で説明したように，慢性疾患に伴う生理機能の低下においては，食事制限を行う必要がある．健康な状態では問題ならなかった栄養素の量でも，疾患の進行に伴い各臓器の機能低下が認められるようになれば，適量だと考えられた栄養素自体が健康に害を与えるようになる．表2では，主な疾患における食事の注意点を示した．

ここでは，心不全・腎不全における塩分・飲水制限についてふれる．生活習慣病に伴い，動脈硬化性疾患が増加しており，その終末象では心不全・腎不全をきたす．心不全・腎不全の管理では，適切な塩分・飲水制限を行うことが求められる．過剰な塩分・飲水は体液貯留を促すため，体重増加，下腿浮腫，胸腹水貯留，うっ血性心不全などを認め，入院加療が必要になる場合が多い．

表2 ● 主な疾患における食事の注意点

診断名	食事において注意すべき点
高血圧症	塩分制限
高コレステロール血症	コレステロール制限
糖尿病	エネルギー制限，糖質制限（最近の最も熱いテーマ）
心不全	塩分・飲水制限
腸閉塞	必要に応じて禁飲食，外来でのコントロールが難しいケースもある
肝硬変	分岐鎖アミノ酸（BCAA）を意識した食事，薬剤 夜間就寝前補食（late evening snack：LES）食
慢性腎不全	タンパク質・塩分・カリウム・リン・飲水制限
維持透析	透析食（高エネルギー，高タンパク質，ビタミン・ミネラルの調整）
慢性閉塞性肺疾患	低炭水化物，高脂肪食（呼吸商を意識）
脳血管障害	必要に応じて経腸栄養，嚥下機能の低下に対応した食事
Crohn病	成分栄養（エレンタール®）
潰瘍性大腸炎	必要に応じて中心静脈栄養
慢性膵炎	脂肪制限食

心不全・腎不全をもつ患者では，利尿剤を内服していることが多く，塩分・飲水制限と相まって夏場で脱水症をきたす可能性が高くなる．私は体重や血液検査の変化をみながら，**夏場と冬場において利尿剤の投与量や塩分・飲水制限の調整を行っている**．

　体液を調整する因子として，日常的な嗜好品であるカフェインがあげられる．**カフェインの主な作用として，覚醒作用**ともに**利尿作用がある**．飲水の説明を行うときに，カフェインを含んでいる飲料水についてはその他と区別する．**カフェイン含有の飲料水は，飲水量が多くでも利尿作用のために体内に水分が残らず，特に夏場の水分補給には不適切**である．さらに，**夕方以降のカフェイン摂取は不眠症の原因にもなるため，入眠障害を訴える患者では必ずカフェインの摂取状況を確認する**．

　このように，外来での栄養は，入院中ではあまり問題にならなかったようなことにも気を配る必要がある．

❺ 健康食品・サプリメントにどう向き合うか

　外来をやっていて必要だと感じる情報のなかに，**健康食品・サプリメント**がある．この時代にはそれこそよくわからない健康食品やサプリメントが山ほどあるし，患者さんも医療機関から出される薬はあまり好きではなくても，密かに大量のサプリメントを飲んでいることが多い．

　外来でよく聞かれる質問に，「このようなサプリメントを飲んでもいいですか」というものがある．このとき，「とりあえずその製品を持ってきて下さい．調べますから」と答えるようにしている．

　「**いわゆる健康食品・サプリメントによる健康被害症例集**」[5] など読んでも，健康食品やサプリメントがそれほど安全なものばかりではないことがわかる．外来で病気と栄養のコンサルタントになるには，ある一定以上の知識をもっていた方がよい．

　私が頼りにしている本に，「**最新版 医療従事者のためのサプリメント・機能性食品事典**」[6] がある．とりあえずよくわからない成分はこれで調べてみる．最近では思わず「**植物療法（フィトセラピー）事典**」[7] という本まで購入してしまった．植物療法，いわゆるハーブのことである．これまで患者さんからハーブの話は聞いたことはない．しかし，世間では脱法

ハーブが流行しているようだから，ハーブについての情報源も手元に置いておこうと考えた．

健康食品やサプリメントにも，きちんとした臨床試験に基づいたエビデンスが出ているものが多い．「**サプリメントエビデンスブック**」[8] が参考になる．

ここでは主に参考文献の紹介になってしまったが，この領域はやりはじめたらそれこそ膨大な情報が集めていく必要がある．医療機関における栄養療法だけでもきちんとマスターするのが大変なのに，健康食品・サプリメントまで手を出したら，いくらあっても時間が足りない．しかし，医療従事者の教養として知識を増やしておきたい分野である．

❻ 在宅での胃瘻・腸瘻，中心静脈栄養

入院中に十分な経口摂取に移行できず，在宅での胃瘻や腸瘻からの栄養を継続する場合，短腸症候群などに対する中心静脈栄養の管理も外来での栄養では重要だろう．こういった話になると，1人の医療従事者，1つの医療機関だけでは対応できない．

在宅でのトラブルに対応してくれる在宅医や静脈栄養の輸液製剤を無菌調剤してくれる薬局など，1つの医療機関を超えた栄養サポートチームが結成される必要がある．

今後，在宅医療がますます盛んになっていく傾向にあるから，**地域栄養サポートチームの活躍**がさらに必要になっていくだろう．

❼ 栄養を極めるという終わりなき旅

現代の医療において，栄養の力が発揮できる領域は広範になってきており，それぞれの領域について膨大な知見が集積しつつある．医療従事者として押さえておきたい栄養の知識は今後もどんどん増えていくだろう．特に自分の専門領域についての栄養関連の知識は常にアップデートし，実践を繰り返していくことが求められている．

栄養を極めようとひとたび歩み始めてしまったら，それは終わりなき旅を続けるようなものである．そして，どんな歩みを進めても，いつまで経っても目的とする場所には到達する気がしないだろう．しかし，急がず

焦らずじっくりと一歩ずつ前に進んでいくしかない．一生懸命にやっていればその過程で必ず何かを得られると信じて．

Point

- 入院中の栄養療法と退院後の栄養は注意する点が異なる
- メタボリック・ドミノ，ロコモティブ・シンドロームを進行させない栄養を学ぼう
- 栄養を極めるという終わりなき旅を続けよう

参考文献

1) Itoh, H : What is 'metabolic domino effect'?--new concept in lifestyle-related diseases. Mihon Rinsho, 61：1837-1843, 2003
2) 中村耕三：超高齢者における新しい運動器学の構築とその病態解明，および先端的評価法／治療法の開発．日医雑誌, 140：2138-2142, 2012
3) Guh, D. P, et al : The incidence of co-morbidities related to obesity and overweight : a systemic review and meta-analysis. BMC Public Health, 9：88, 2009
4) OARSI recommendations for the management of hip and knee osteoarthritis, Part I：Critical appraisal of existing treatment guidelines and systematic review of current research evidence. Osteoarthritis Cartilage, 15：981-1000, 2007
5)「いわゆる健康食品・サプリメントによる健康被害症例集」（日本医師会／監），同文書院，2008
6)「最新版 医療従事者のためのサプリメント・機能性食品事典」（吉川敏一，炭田康史／編），講談社，2009
7)「植物療法（フィトセラピー）事典」（Volker, F. & Rudolf, F. W./著，三浦於菟 他／監修・加筆），ガイアブックス，産調出版（発売），2012
8)「サプリメントエビデンスブック」（久保 明／著），じほう，2006

第6章 章末問題

Q1 栄養療法が向き合わなくてはいけない二大症状とは何か．

Q2 消化器症状とは何か．

Q3 黒色便はみられた場合は消化管出血の他にどんなことが考えられるか．

Q4 胃切除後の患者で注意すべき症候群は何か．

Q5 うつ病を合併しやすい疾患をあげよ．

Q6 味覚障害をみたら，どんな栄養素の欠乏を想定するか．

Q7 食欲不振の環境要因をあげよ．

Q8 一般的に入院中の患者さんの血糖の目標値はいくつだとされているか．

Q9 厳格な血糖コントロールを行う上でスライディングスケールによる皮下注のインスリン療法はなぜ不向きなのか．

Q10 スライディングスケールを用いた皮下注のインスリン療法を行う条件とは何か．

Q11 血糖200mg/dLをみたら，どんな原因を考えるか．

Q12 糖尿病ではない方が高血糖をきたすのは主に何が関与しているか．

Q13 インスリン持続静注の良い適応はどんな栄養療法を施行しているときか．

Q14 ビグアナイド剤（メトグルコ®）はどんな場合に使いにくいか．

Q15 チアゾリジン薬（アクトス®）にはどんな注意点があるか．

Q16 静脈栄養より経腸栄養の方が血糖は上昇しにくい理由の1つに何があるか．

Q17 インクレチンとは具体的に何か．2つあげよ．

Q18 高血糖と同様に好ましくない血糖の状態は何か．

Q19 栄養療法だけでは筋肉の増強は進みにくい．何を加える必要があるか．

Q20 サルコペニアとは何か．

Q21 サルコペニアの原因をあげよ．

Q22 エネルギー過多でも偏食が明らかな場合，どんな栄養素が不足する可能性があるか．

Q23 水分補給の際に塩分の他に注意すべき成分は何か．

解答と解説

A1 食欲不振と体重減少．→第6章-1 ❶参照

A2 嘔気，嘔吐，腹痛，下痢，便秘，黒色便，鮮血便など．→第6章-1 表1A参照

A3 鉄剤の内服中．→第6章-1 ❸-2) 参照

A4 ダンピング症候群．→第6章-1 ❸-4) 参照

A5 心筋梗塞，脳卒中，糖尿病など．→第6章-1 ❸-7) 参照

A6 鉄や亜鉛の欠乏．→第6章-1 ❸-9) 参照

A7 →第6章-1 表1B参照

A8 血糖180mg/dL以下．→第6章-2 ❶参照

A9 スライディングスケールにより，血糖が激しく変動してしまう可能性があるから．→第6章-2 ❷-3) -❶参照

A10 食事や間歇的な経腸栄養が行われていること．→第6章-2 ❷-3) -❸参照

A11 不適切な食事・栄養療法（糖質の過剰），インスリン分泌の低下，ストレス・生活習慣に伴うインスリン抵抗性の増大，副腎皮質ステロイド，カテコラミン製剤などの薬剤．→第6章-2 ❷-4) 参照

A12 不適切な食事・栄養療法（糖質の過剰），重症病態，緊急時に使用する薬剤．→第6章-2 ❷-4) 参照

A13 静脈栄養，場合によっては持続的な経腸栄養．→第6章-2 ❷-5) -❶❷参照

A14 高齢者，腎不全，肝不全，脱水，アルコール依存症に対して使いにくい．また，造影剤との相性も悪い．→第6章-2 ❷-5) -❹参照

A15 腎の尿細管でNaと水の再吸収を促進する作用があるため，体液貯留傾向

となる．心不全には禁忌．→第6章-2 ❷-5) -❹参照

A16 消化管が分泌するホルモンであるインクレチンの存在．→第6章-2 ❷-5) -❺参照

A17 GLP-1（glucagon-like peptide-1：グルカゴン様ペプチド-1），GIP（glucose-dependent insulinotropic polypeptide：グルコース依存性インスリン分泌刺激ポリペプチド）．→第6章-2 ❷-5) -❺参照

A18 血糖の乱高下および低血糖．→第6章-2 表5参照

A19 適切な運動．→第6章-3 ❸参照

A20 筋力の低下，または老化に伴う筋肉量の減少．→第6章-3 ❹参照

A21 →第6章-3 表1参照

A22 必須アミノ酸や必須脂肪酸，ビタミン，ミネラルの欠乏．→第6章-4 ❷参照

A23 カフェイン．→第6章-4 ❹参照

番外編

栄養療法のための生化学

> レジ：「ヒトの食べる理由で"燃料"というのがありましたよね」

> しみず：「いわゆる食事のエネルギー源としての側面ね」

> レジ：「これって解糖系，クエン酸回路，電子伝達系，ATPのことですよね？」

> しみず：「そうそう，一般的には生化学の領域だよ．僕らがいちばん勉強したくないところ」

> レジ：「そうですよね．苦手なんですよ，この部分は」

> しみず：「前著は意図的に生化学の知識を飛ばして話していたんだけど，今回はもう少し深くまで学んだ方がいいと思っています」

> レジ：「結局，そうなりますよねぇ…」

> しみず：「まぁそういわずに詳しくやってみない？ 高校生物でも知っていないとマズい分野だから，栄養療法をやるのによくわかっていないのはね」

> レジ：「…さらなるレベルアップのために覚悟を決めるしかないですか」

> しみず：「それなら，実践に役立つ知識を重点的に身につけていこう」

❶ 本当に苦しい生化学の勉強

　私は高校時代に生物を選択していなかった．そのため，医学部2年生の時の生化学の授業で，グルコースが代謝され，ピルビン酸になる過程でATPを得る解糖系について初めて学んだ．正直な話，何でこんなことを勉強する必要があるのかわからなかった．その後に続くクエン酸回路や電子

伝達系をみても，「医学と何の関係あるのかなぁ」と思ったくらいだ．

そんな調子だから，案の定，試験の成績が悪く，追試になった．3年生になって一念発起し，無謀にも「ハーパー生化学 第25版」を最初から読んでいった．苦痛だった．でも，毎日少しずつ読んだ．そのおかげで何とか試験は通ったが，解糖系を学ぶ意義は最後までよくわからなかった．

医者になってNST委員会に所属し，栄養療法をはじめた．糖尿病を専門にし，毎日，血糖値と向き合うことになった．しばらくそんな生活をしていると，解糖系を学ぶ必要性がみえてきた．グルコースがどのようにエネルギーに変換されるのかを知らなければ，栄養療法や糖尿病の診療の本質が理解できない．必要に迫られて，最新版の「ハーパー生化学 第29版」を購入して読んでみた．そうはいっても，今でも読み進めるのは大変だった．高校生物の参考書まで買った．生物学の最高峰「Life」も買って読んだ．その末に出た結論は，やはり栄養療法を行うのに，このエネルギー問題は避けて通れないだろうということだった．

多くの人がこの問題をうまく避けてきたと思うが，今回は臨床で必要なエネルギー問題の知識を手に入れていこう．

❷ グルコースを燃やしてATPを得る

第2章で記したように，ヒトは生きていくためにエネルギーが必要である．2011年3月11日に起きた東日本大震災は，日本中の人々に生活のためのエネルギーをどう得るか，という非常に重要なテーマを突きつけた．人々は何らかの形で毎日エネルギーを得なくては活動できない．原子力発電所を稼働させるかどうか，という話し合いも，詰まるところ，日本人がどのようにしてエネルギーを得ていくのか，という問題を考えているわけである．

エネルギーというと漠然としているが，わかりやすく言い換えると，**エネルギーとは何か仕事をするために必要な力**ということである．仕事とは，ある対象に「変化をもたらす能力」と考えよう．何かをするにはエネルギーが必要である．ヒトのカラダでいえば，筋肉を動かしたり，タンパク質やグリコーゲンなどの高分子化合物を合成したりするときに必要になる．

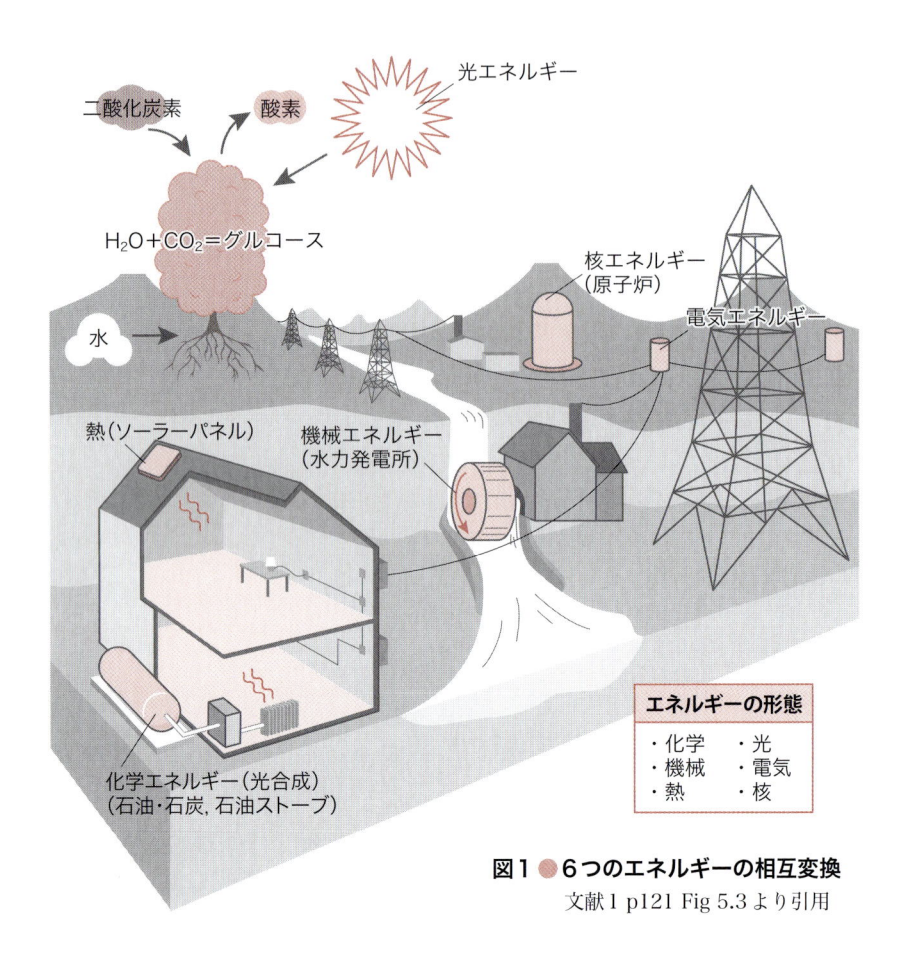

図1 ● 6つのエネルギーの相互変換
文献1 p121 Fig 5.3 より引用

エネルギーは大きく6つの形をもっている（図1）．それぞれのエネルギーを別の形に変換は可能である．ヒトはグルコースなどの栄養素からエネルギーを得ているが，図1には栄養エネルギーとは記されていない．栄養素から得られるエネルギーは，もともと植物が光合成によりグルコースやアミノ酸などを作る過程で，太陽の光エネルギーを栄養素のなかに蓄えたものである．

たとえば，グルコースはカラダの中で酸化され，最終的には二酸化炭素と水になる．酸化とは，簡単にいえば燃えることだ．その過程で，グルコースに蓄えてあった太陽から得たエネルギーを ATP（adenosine

細胞呼吸（光合成の逆）

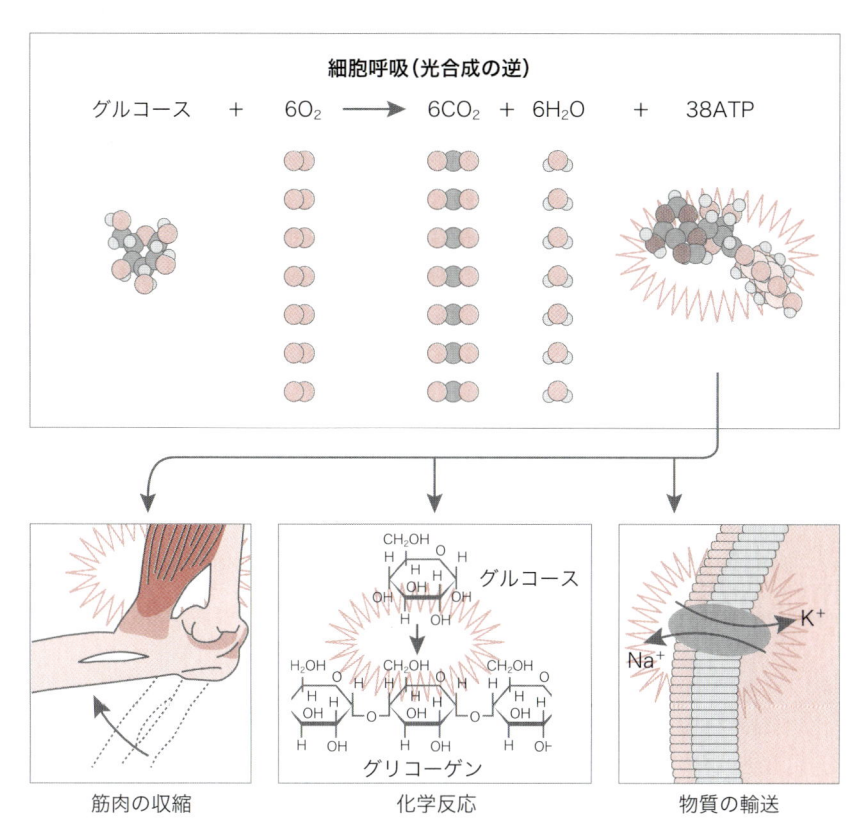

グルコース ＋ 6O₂ ⟶ 6CO₂ ＋ 6H₂O ＋ 38ATP

図2 ● カラダはグルコースを燃やしてエネルギー（ATP）を得ている
文献2 p136 Figure 4.3 より引用

triphosphate：アデノシン三リン酸）に移動させる．

　このATPは生体内のエネルギー通貨と呼ばれるものである．ATPという記号に惑わされて難しいと感じてはいけない．ATPは通貨だと思えばいい．ATPという通貨を払うことによって，ヒトはカラダの中で筋肉を動かしたり，グリコーゲンや中性脂肪，タンパク質を合成したり，細胞の内外のNaとKを交換して濃度を調整したりする（**図2**）．

　基本的に栄養素は酸化される（燃やされる）ことによって，ATPなどのエネルギー通貨に変換されてエネルギーとして利用される．

❸ ATPとは一体何だ

このATPが曲者だと思う．アルファベット3文字のATPがエネルギー通貨だといわれても，イメージが湧きにくいだろう．そこで，ATPについて詳しくみてみよう．

まずはATPと，このATPからリン酸が1つとれた**ADP（adenosine diphosphate：アデノシン二リン酸）**の化学構造を示す（図3）．この化学構造をよくみると，ATPはリン酸（PO_4^{3-}）が3つ連続で並んでおり，ADPはリン酸が2つ並んでいる．ちなみにリン酸が1つだけついている**AMP（adenosine monophosphate：アデノシン一リン酸）**というものもある．

ATPは核酸の構成要素のヌクレオシドであるアデノシンに3つのリン酸が結合したものである．リン酸とリン酸とを連結する**リン酸結合に高いエネルギーが蓄えられていて，加水分解によりこのリン酸結合が外れるときにエネルギーが発生**する．このエネルギーを利用してヒトはカラダの中で起こるさまざまな仕事を行っている（図4）．

このATPの分解からエネルギーを得ることは，効率がよいことでも知られている．蒸気機関では熱エネルギーから仕事に変える効率がわずか4％に過ぎないが，生物の場合，ATPという化学エネルギーを40％という効率で仕事に変えることができる[3]（図5）．

ATP＋H_2O（水）→ ADP＋リン酸＋エネルギー

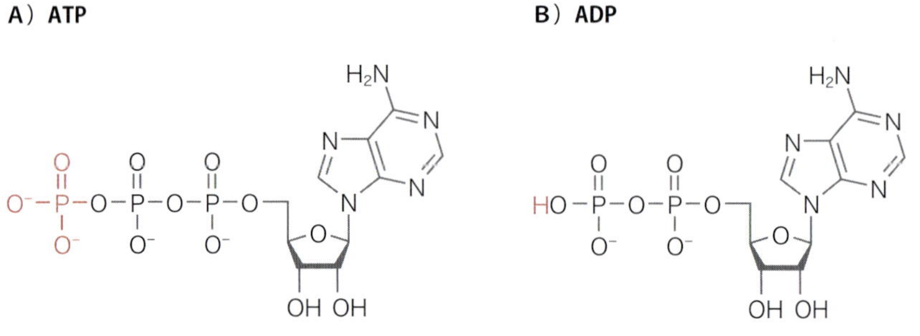

A）ATP

B）ADP

図3 ● ATPとADPの化学構造

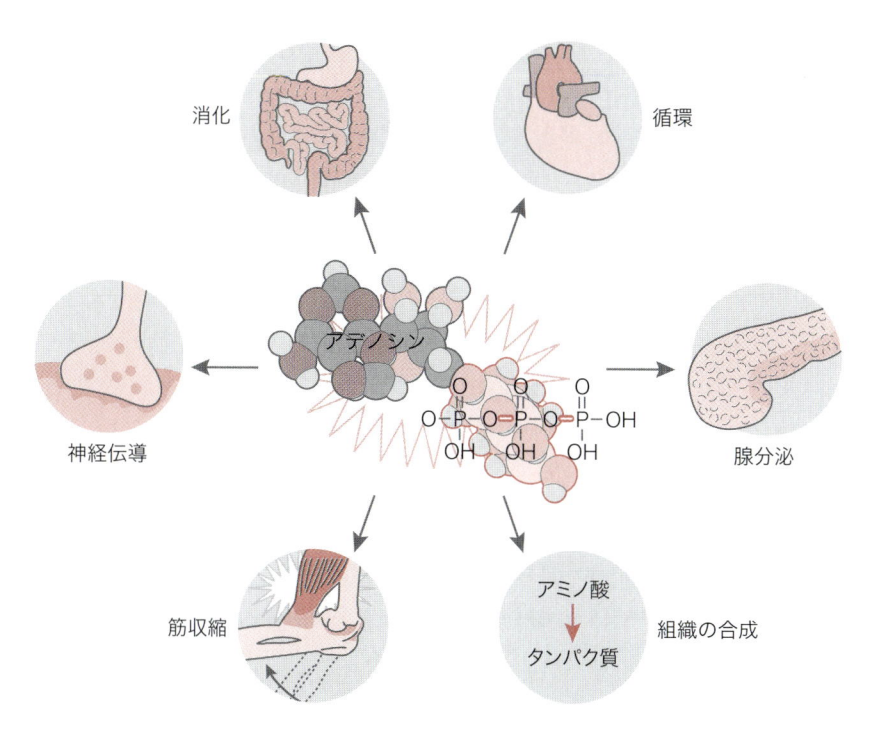

図4 ● エネルギー通貨であるATPは，ヒトのカラダの中でさまざまな仕事をしている
ATPの中に含まれるリン酸結合には高いエネルギーが蓄えられている
（文献2 p140 Figure 4.8より引用）

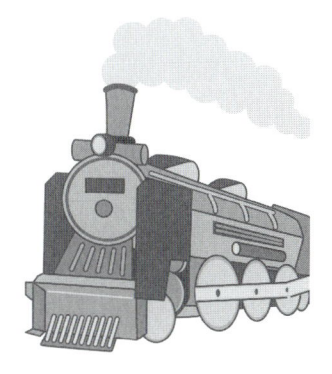

図5 ● 非常に効率のよいエネルギー源であるATP
ATPは蒸気機関の実に10倍の効率で仕事ができる

番外編　栄養療法のための生化学

ヒトは生きるために絶えずエネルギーを必要とする．そのエネルギー源として利用されるATPである．**ヒトのカラダはATPを常に生み出し続けなければ，活動が停止してしまう．**蒸気機関の10倍もの効率で仕事ができるATPでも，ヒトのカラダの全ての仕事を行うのは容易ではない．

　活発な細胞は，正常に機能するために毎秒数百万個という膨大な数のATP分子を必要とする．しかも，ATPは平均して生み出されてから1秒以内に消費される．安静時，平均的な人は1日あたりおよそ40 kg（人によっては体重と同じくらい）のATPを生み出し，分解してエネルギーを得ているという[4]．ATPは普段の日常臨床ではまず使わない言葉だが，ヒトのカラダの中のあらゆる場所に存在しているのである．

❹ ATPをどうやって生み出すのか

　ヒトのカラダはATPがなければ何も仕事ができないから，効率よくATPを生み出し続ける仕組みが求められる．いくらATPが効率のよいエネルギー源だったとしても，ATPを作り出せなかったら意味がない．ならばどうしようと考えた結果，グルコース（$C_6H_{12}O_6$）を酸化する過程からATPを作り出すことにした．**光合成をしない生物で最も一般的な燃料はグルコースである．**

　もちろん脂質やタンパク質からもエネルギーを供給することができるのだが，これらの栄養素からエネルギーを放出するためにグルコースかグルコース代謝にかかわる多様な経路の中間物質に変換されなければならない．結局，グルコースからATPに生み出す過程に合流していくというわけだ．

　解糖系を学ぶ理由はここにあった．**ヒトがどのようにしてエネルギー問題を克服しているか，その答えを知るにはグルコースが分解されていく過程に詰まっている**ということだ．

　これから日本人が国内のエネルギー問題をどのように扱っていくかはまだわからないが，少なくともヒトのカラダでは，エネルギー問題を解決するためにグルコース解糖系というエネルギー発電所を利用することを中心に据えているのである．

❺ エネルギー問題には酸素も必要

1）解糖系

まずヒトのエネルギー問題の大枠を示そう（**図6**）．生化学の試験勉強をしているわけではないので，大枠さえ理解できれば十分である．太陽のエネルギーから光合成を得て生み出されたグルコースは，ヒトのカラダの細胞のなかで分解され（解糖系），3炭素産物である**ピルビン酸**を2分子産生する．グルコースが6炭素産物であるから，2つに割れたと考えればよい．

このピルビン酸は，十分に酸素がある好気的な環境では，細胞呼吸により完全に酸化され，水と二酸化炭素まで分解される．この一連の過程で，

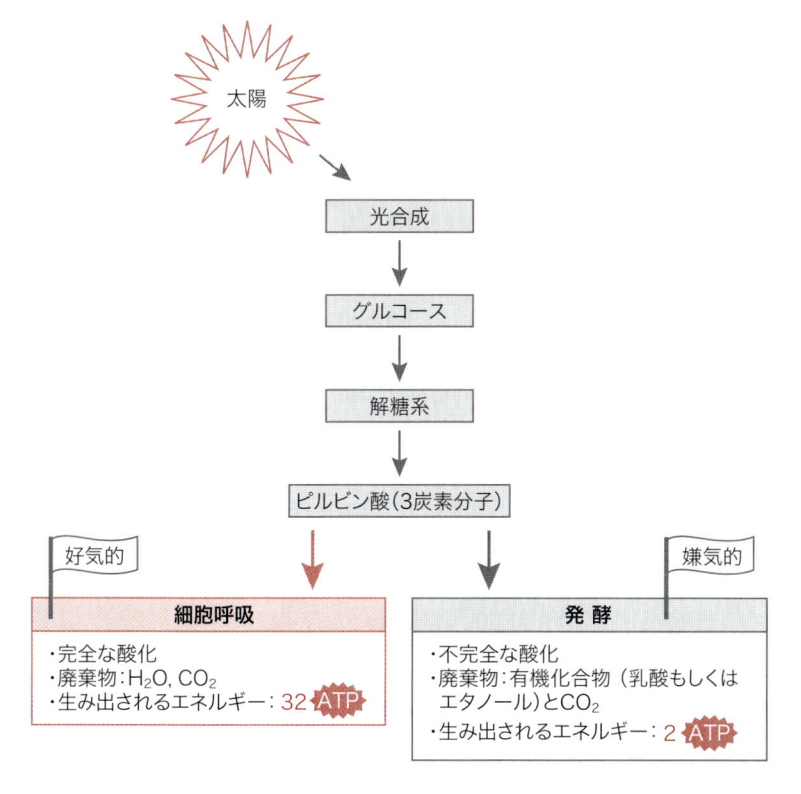

```
           太陽
            ↓
          光合成
            ↓
         グルコース
            ↓
          解糖系
            ↓
      ピルビン酸（3炭素分子）
       ↙            ↘
    好気的          嫌気的
   ┌─────────┐    ┌─────────────┐
   │ 細胞呼吸 │    │   発 酵     │
   ├─────────┤    ├─────────────┤
   │・完全な酸化        │・不完全な酸化
   │・廃棄物：H₂O, CO₂  │・廃棄物：有機化合物（乳酸もしくは
   │・生み出されるエネルギー：32 ATP │   エタノール）とCO₂
                        │・生み出されるエネルギー：2 ATP
```

図6 ● 生命維持のためのエネルギー

仕事に使えるATPを32分子も生み出す．一方，酸素が十分になくて，酸欠状態のとき（嫌気的な環境）では，不完全な酸化により乳酸と二酸化炭素へ変換されるものの，仕事に使えるATPは2分子しか得られない．

　酸素が多い（好気的な）環境と，酸素が少ない（嫌気的な）環境で生み出すATPの量が全く違うことは，よく肝に銘じておいた方がいい．これは，ヒトが酸素を肺から取り入れ，血管を通して全身の細胞へ運ぶことがいかにエネルギー問題に寄与しているかを示している．つまり，ヒトのエネルギー問題では，ただグルコースなどの栄養素をカラダへ入れておけばよいというものではない．栄養素と同時に酸素も身体中に行き届いていなければ，エネルギーであるATPをうまく生み出すことができないのである．すなわち，**低酸素血症をいち早く改善させることも，栄養療法をうまく行うためには必要なことなのだ**．栄養療法を行うのに，ヒトの呼吸や循環の知識をおろそかにすることはできない．

2）ピルビン酸の酸化とクエン酸回路

　解糖系以降の経路も含めてまとめよう（**図7**）．

　1分子のグルコースはカラダ中の細胞内に入り，細胞質で解糖系の流れに乗り，2分子のピルビン酸になる．この際，酸素が十分にあれば，ミトコンドリア内のマトリックスで行われるピルビン酸の酸化，クエン酸回路に入る．酸素がなければミトコンドリア内には入らず，細胞質で発酵により乳酸と二酸化炭素になる．ピルビン酸が酸化されると**アセチルCoA**になる．2炭素産物であるアセチルCoAは大切な代謝物質で，**脂質やタンパク質が酸化されエネルギーに利用されるときにもアセチルCoAを経由する**．エネルギー代謝におけるキーマンである．

3）電子伝達系

　グルコースが解糖系やクエン酸回路を経由する際に生み出されたNADHやFADH$_2$が，ミトコンドリア内膜で行われている電子伝達系に入る．電子伝達系では，NADHやFADH$_2$から持ち込まれた電子を複数の電子伝達体の間で次々に受け渡し，最終的には酸素分子が電子を受け取り，結果として水分子ができる．この過程で28分子ものATPを作り出される．

4）グルコース酸化のまとめ

　この過程を1つの式で表す（**表1**）．

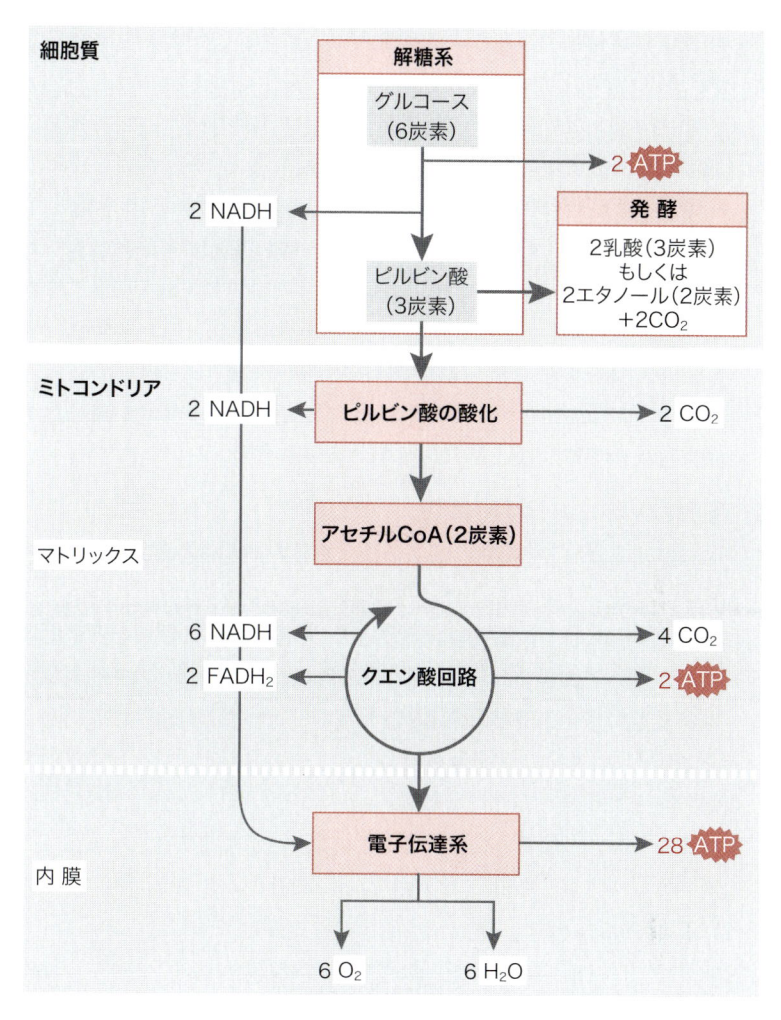

```
細胞質
                    ┌─────────────┐
                    │   解糖系    │
                    │ グルコース  │
                    │ （6炭素）   │──→ 2 ATP
                    │      │      │
    2 NADH ←───────│      ↓      │      発酵
                    │ ピルビン酸  │──→ 2乳酸（3炭素）
                    │ （3炭素）   │    もしくは
                    └─────────────┘    2エタノール（2炭素）
                                       ＋2CO₂

ミトコンドリア
    2 NADH ←── ピルビン酸の酸化 ──→ 2 CO₂
                       ↓
マトリックス    アセチルCoA（2炭素）
                       ↓
    6 NADH ←──┐
    2 FADH₂ ←─┤  クエン酸回路  ──→ 2 ATP
              └──────┬──────
                     ↓
内 膜          電子伝達系 ──→ 28 ATP
                ↓      ↓
              6 O₂   6 H₂O
```

図7 ● 解糖系〜クエン酸回路〜電子伝達系

NAD：ニコチンアミド・アデニン・ジヌクレオチドが水素原子を受けとったもの，FAD：フラビン・アデニン・ジ・ヌクレオチドが水素原子を受けとったもの

表1 ● グルコース酸化のまとめ

$C_6H_{12}O_6 + 6O_2 \rightarrow 6CO_2 + 6H_2O + 32ATP$

グルコース（食事もしくはグリコーゲン分解，糖新生）＋酸素（肺が空気中から吸入）
→（細胞質での解糖系，ミトコンドリアでのクエン酸回路，電子伝達系）
→ 二酸化炭素（肺から排出）＋水（腎臓から排出）＋ATP（仕事に使うエネルギー）

表1の式は極めて重要だ．栄養療法がエネルギーとして利用できるには，いくつかの条件が必要であることを端的に表している．

まず，ヒトがエネルギーを得るためには，食事からグルコースなどの栄養素を得る必要がある．さらに，呼吸をして空気中から酸素を得て，循環を通してカラダの各細胞まで酸素を運ばれなければならない．そして，カラダの外から得た栄養素と酸素が血管の中から細胞内に移動しないと解糖系が進んでいかない．解糖系によってできたピルビン酸が円滑にミトコンドリア内に移動し，アセチルCoAにならなければ，クエン酸回路や電子伝達系の反応が進まず，多くのエネルギーを生み出せない．さらに，ミトコンドリア自体が機能障害をきたし，クエン酸回路や電子伝達系がうまく機能していなければ，効率よくATPを生み出すことができない．

5）患者さんのエネルギー問題

これを患者さんの状態で考えると，**表2**のような場合ではエネルギーが効率よく生み出されていない可能性があるというわけだ．

表2をみれば，**栄養療法を行うのに，呼吸や循環の状態を安定化させることが極めて重要**であり，まず血圧や脈拍，呼吸数などの**バイタルサインを不安定にさせる現疾患の治療をしっかり行わなければいけない**ということが明らかである．栄養療法でエネルギーを得るだけでも，栄養素の投与だけでうまくいくわけでない．

たとえば，食事をして血液中にグルコースがたくさん入ってきても，インスリンがうまく作用していなければ，血液中のグルコースは効率よく筋

表2● 十分なエネルギーが得られない状態

①十分な食事，栄養を得ていない（低栄養状態：飢餓など）
②グリコーゲン分解や糖新生からうまくグルコースが得られない（肝不全，腎不全など）
③栄養が細胞内に届いていない（栄養素の移動障害：高血糖，インスリン抵抗性・欠乏など）
④十分な酸素を得ていない（低酸素血症：肺炎などの呼吸不全）
⑤細胞まで血液（酸素）が届いていない（酸素運搬の障害：ショック，心不全，局所循環不全，貧血など）
⑥細胞内での反応がうまく進行しない（細胞内の機能障害：ビタミンB1欠乏症，ミトコンドリア機能異常など）

肉や脂肪の細胞内に移動できない．細胞内に移動できないグルコースは解糖系に入ることができないので，エネルギー源として利用できない．グルコースが血管のなかを流れているだけではエネルギーを得られないのである．

肺炎などの呼吸不全による低酸素血症やショック，心不全などの循環不全による酸素運搬の障害が存在すれば，栄養素を十分に酸化することができない．そのような状態では細胞内の酸素が足りないため，嫌気的な環境になるので，発酵によりエネルギーを得るしかない．よって，乳酸の濃度が上昇してくる．

ビタミンB1（チアミン）の欠乏は，ピルビン酸からアセチルCoAへ酸化する反応を阻害し，細胞内のピルビン酸の濃度が上昇する．結果として，乳酸が上昇する．重症感染症などの病態では，細胞内に栄養素や酸素があってもミトコンドリアがそれを利用できない状態になることがある．ミトコンドリアがうまく機能しなければ，ATPを生み出すことができない．

検査所見でいえば，**血液検査で乳酸が上昇しているようなときは，クエン酸回路や電子伝達系を通したエネルギーを生み出すシステムがうまく働いていないことを示唆する**．乳酸が上昇しているようなときは，少なくともATPが効率よく生み出されている状態ではない．

このように栄養から十分なエネルギーを得るためにも，全身の状態に気を配ることが大切なのである．

❻ 脂質やアミノ酸はどのように利用されるのか

これまでグルコースの代謝について説明してきたが，ヒトはグルコース（糖質）だけを食べているわけでない．脂質やアミノ酸はヒトのカラダの中でどのように利用されているのだろうか．それを示すのが図8である．脂質やアミノ酸は，図8のようにさまざまな経路から解糖系やクエン酸回路に入ってきて，ATPを生み出すのに一役買っている．

脂肪酸がアセチルCoAに酸化される反応を脂肪酸のβ酸化という．β酸化はミトコンドリア内で行われる反応であり，特に**長鎖脂肪酸はミトコンドリア内に入る際にカルニチンが必要**である（図9）．カルニチンは全

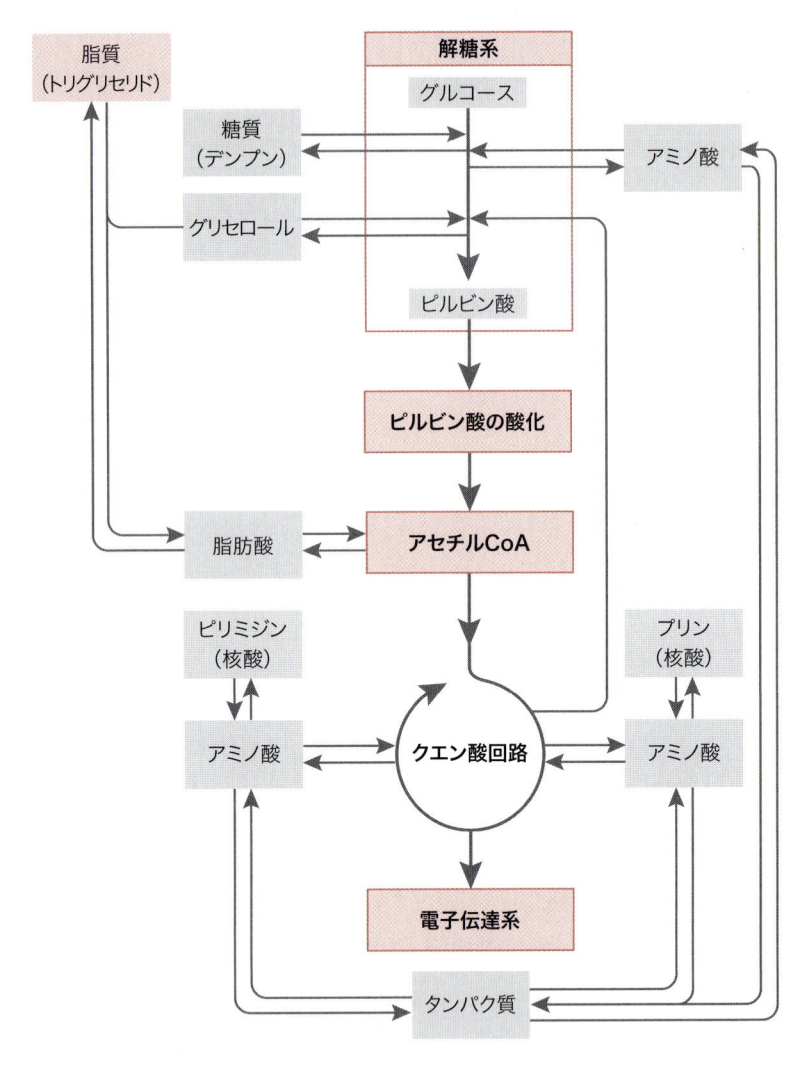

図8 ● 細胞の主要な代謝経路の関係

　身に存在するが，特に筋肉に豊富に存在するので，筋肉が脂肪酸をエネルギー源として多く利用していることがわかる．ちなみに**中鎖脂肪酸はミトコンドリア内に入るのにカルニチンを必要としない**ので，長鎖脂肪酸に比べて効率よくエネルギー源として利用されるといわれている．

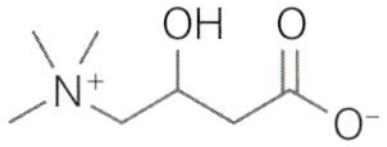

図9 ● カルニチン
長鎖脂肪酸のβ酸化のために必要となるが，中鎖脂肪酸では必要がない．
このため，中鎖脂肪酸は代謝されやすい脂質である

7 エネルギー問題はヒトの状態によっても変化する

　本稿では，主にグルコースの代謝を中心にエネルギー問題の概要を説明した．栄養療法のエネルギー問題の理解を深めるには生化学の知識が必要不可欠であり，生化学を深く理解することで栄養療法の質も高まる．さらに，ヒトのエネルギー問題は単純ではなく，飢餓のときとよく食べているとき，健康なときと病気になったときでも内容が変わってくる．

　本書で基本を押さえたうえで，もっと詳しい内容を生化学の成書に当たって勉強してほしい．必ず役に立つし，何より患者さんのカラダの中で起きていることがイメージしやすくなる．そして，日常行っている治療の内容に変化が現れるはずだ．最新の生化学の情報を取り入れ，地道に努力を続けよう．

Point

- ATPは生体内のエネルギー通貨
- ヒトのカラダは栄養素からATPを生み出し続けなければならない
- 地道に生化学の勉強を続けよう

参考文献

1) 「Exercise Physiology, 7th edition」(William, D., et al. eds)，Lippincott Williams & Wilkins, 2009
2) 「Sports and Exercise Nutrition (International Edition), 4th edition」(William, D., et al. eds)，Lippincott Williams and Wilkins, 2012
3) 「外科侵襲学ことはじめ」(三村芳和/著)，p449，永井書店，2009
4) 「カラー図解 アメリカ版 大学生物学の教科書 第1巻 細胞生物学」(D・サダヴァ他/著, 石崎泰樹，丸山敬/監訳)，講談社，2010

付録
自分の栄養療法をパワーアップするための参考文献たち

付録では，本書を書きはじめた2012年1月から最後まで私を支えてくれた参考文献たちを紹介する．それぞれの本を何度読み返したかわからない．何度読んでも全体がつながらず投げ出しそうになることもあった．気持ちが焦っていると感じたら，少し時間をおいて忘れた頃にまた同じところを読んでみた．すると，不思議と理解が深まっていた．

結局，栄養について学ぶには，長い時間をかけて質の高い資料を読み込み，現場で試行錯誤を繰り返し，それを続けていく以外に方法はないようである．私自身が本書を通してそのことをよく理解できた．

本書があなたにとって，栄養に対する理解をより深めるきっかけとなるならば，これに勝る喜びはない．

1）成書

栄養療法の成書として勧められるのは，現在のところ，以下の2冊になるだろう．

❶「Modern Nutrition in Health and Disease, 11th edition」(Catharine, R. et al.), Lippincott Williams & Wilkins, 2012

- とにかく詳しい．何でも書いてある．しかし，読むのは極めて骨が折れる．記述は容赦がなく，生化学・生理学・免疫学などの基礎知識がなければ全く歯が立たない．しかも英語で読まなくてはいけない．
- それでも信頼感はあり，執筆時に疑問に感じたところは，「Modern Nutrition」で最終的な確認をとるようにしていた．この本を読むためには，基礎医学の本を読み込まないと対応できないなと感じるようになった．挑戦する甲斐がある栄養療法の成書だ．

❷「Krause's Food & the Nutrition Care Process, 13th edition」(L. Kathleen Mahan, et al.), Saunders, 2011

「Krause」は，「Modern Nutrition」に比べて読者に優しい．オールカラーであり，より臨床的な内容になっている．「Modern Nutrition」と「Krause」であれば，まず「Krause」を勧める．記述の内容，本の目的が両者で異なっているので，調べる内容によって使い分けが必要になる．

2）ガイドライン

　現在，栄養療法についてのガイドラインは，欧米を中心にいくつか出版されているが，ここでは2013年5月に出版された日本静脈経腸栄養学会のガイドラインを紹介する．

❶「静脈経腸栄養ガイドライン 第3版」（日本静脈経腸栄養学会/編），照林社，2013

> これは日本の栄養療法にとって記念すべき本である．とにかく第2版までと本の厚さが違う．2006年4月に出版された第2版は93頁であったが，この第3版は480頁と5倍近くの量となった．2006〜2013年までの7年間が，いかに日本の栄養療法が発展した時期であったかが，この第3版の厚さから理解できる．

3）生化学

　医学部の学生のときにどうしても好きになれなかった生化学．それなのに，本書を書くにあたっては，生化学の本をいつも参照しなくてはいけなかった．栄養療法を極めるには，生化学の深い理解をなくしては難しい．栄養療法と生化学は切っても切れない関係にある．

❶「Harpers Illustrated Biochemistry, 29th edition」(Robert, M, et al.), McGraw-Hill Medical, 2012

> 「ハーパー生化学」は学生の時からの付き合いで，最初は原著25版の日本語で勉強した．医者になってからも改訂の度に購入するようになり，現在は第29版が最新だ．しかし記述が難しく，初心者向けではない．読みやすい本から入って，最終的に「ハーパー生化学」の内容が理解できるようになればいい．

❷「Biochemistry, 6th edition（Lippincott's Illustrated Reviews Series）」(Denise, R. F), Lippincott Williams and Wilkins. 2013

> USMLE (United States Medical Licensing Examination：米国医師国家試験）の受験対策としての本だが，イラストが多く，カラーであり，何よりわかりやすい．「ハーパー生化学」より間違いなくオススメである．和訳「イラストレイテッド生化学（原著第5版）」もあるので，生化学はこの本から入るのがいい．

❸「Essential Physiological Biochemistry : An Organ-Based Approach」(Stephen, R), Wiley-Blackwell, 2009

> ・本書を書きながら，生化学と栄養療法のそれぞれの勉強をしていて，イマ

イチつながっていかない理由を考えていた．それは一般的な生化学の本には，臓器別の視点が乏しいからだと結論に達した．
- 従来の生化学の本を「反応別生化学」と呼ぶなら，この本はまさに「臓器別生化学」と呼べるだろう．「反応別生化学」を読みながら，「臓器別生化学」を勉強すると生化学に対する理解が飛躍的に高まる．オススメしたい．

❹「元素からみた生化学 改訂4版」（中野 稔/著），金芳堂，2011
- 通常の「反応別生化学」，前述した「臓器別生化学」に加えて，この本は各元素の動向に注目した「元素別生化学」と呼べるだろう．おそらく栄養療法を学ぶための生化学は「元素別生化学」が最も適しているかもしれない．
- 「反応別生化学」，「臓器別生化学」，「元素別生化学」のそれぞれを学ぶことによって，生化学の全体像がみえてくる．本書を書くにあたって，生化学にはさまざまな記述の仕方があることを知り，それらを学ぶことができたのが，私にとってのいちばんの収穫だった．

4）生理学

学生時代は「生理学テキスト」で勉強した．「標準生理学」は難解で，読み進められず，ほとんど開くことができなかった．本書を書くために，生理学も改めて勉強し直した．

❶「Guyton and Hall Textbook of Medical Physiology, 12th edition」(John, E. H.), Saunders, 2010

「ガイトン」は記述が詳しいが，読み込むのは大変だ．生理学の修行にはもってこいだとしても，読み続けるのは至難の業である．しかし，頼りになる存在なので，持っていて損はしない．使いこなすには不断の努力と忍耐力が必要である．

❷「Principles of Anatomy and Physiology Set, Isv 13th edition」(Gerard, J. T. & Bryan, D.), John Wiley & Sons, 2011
- 高増哲也先生（神奈川県立こども医療センター）に紹介していただいた「トートラ」．文句なしの名著だと思う．とにかくわかりやすい．あまりに完成度が高く，本書の参照にする際に何度も唸ってしまった．
- 「トートラ」は，全編を通してホメオスタシス（恒常性）を意識した書き方をしている．栄養はヒトのカラダのホメオスタシスを維持することに他ならないから，栄養療法を実践するなら，生理学の知識は「トートラ」で身に付けるのがいいと思う．和訳「トートラ人体の構造と機能 第4版」もあり，とにかくオススメだ．

5）生物学

❶「Life : the Science of Biology, 10th edition」(David, E. S. et al., eds), W H Freeman & Co., 2013

- こちらも高増哲也先生に勧められた本．
- 食事とは何か，栄養とは何か，を根源的に考えるときに，細胞レベルからヒトのカラダについて振り返る必要が出てくる．この場合，やはり生物学の幅広い知識があった方がよい．もちろん単純に現場で栄養療法を行うのは，解剖・生理学の知識で十分なのだが，生物学の記述はそれらの領域と表現の仕方が異なっているので，読んでいた方がヒトのカラダに対する理解がさらに深まるだろう．
- この「Life」は，生物学の最高峰として有名な教科書である．フルカラーであり，見ていて楽しくなるイラストであふれているので，文句なしでオススメだ．

6）免疫学

❶「Janeway's Immunobiology, 8th edition」(Kenneth, M.), Garland Science, 2011

- こちらも高増哲也先生に勧められた本．
- 本文で説明したように，入院している患者さんは炎症反応を伴っていることが多く，入院患者における栄養療法は，通常の栄養療法とは全く異なるものだといっても過言ではない．炎症反応といえば免疫反応のことなので，当然，免疫学の知識があった方がいい．特に重症疾患の栄養療法を行う際の基礎知識として免疫学を復習しておくことは非常に価値が高い．南江堂から「免疫生物学」という和訳も出ている．

7）侵襲学

❶「外科侵襲学ことはじめ」（三村芳和/著），永井書店，2009

- ヒトのカラダが侵襲を受けた時に起こるさまざまな反応について体系的に勉強できる．この複雑な領域を，三村先生がひとりでここまで詳細にまとめたということが感動的である．記載されている参考文献の数が膨大であり，信頼性の高い情報源であることは間違いない．
- 書いてある内容は非常に詳しく体系的だが，語り口は軽快で非常に読みやすい．外科医にかかわらず，すべての医療従事者，特に重症患者の栄養療法に携わる人たちは，侵襲学の基礎知識として読んでおいた方がよい．

8）ストレス学

❶「Scientific Principles of Stress」（James, L. M.）, University of the West Indies Press, 2011

> 今回，初めてストレス反応について詳しく勉強した．本書の記述は「トートラ」を基礎としているが，裏付けとしてこの本を参照した．多くの人に読まれるべき本である．ストレスを理解するのにこれほど適した本はないだろう．

9）スポーツ栄養学

スポーツ栄養学は臨床栄養を実践するにあたって必要な知識ではない．ただし，栄養療法の幅を広げるためにやっておいた方がよい領域である．健康なときの栄養と病気になったときの栄養が異なるように，スポーツにおいて高いパフォーマンスを示すための栄養は異なる．

❶「Sports and Exercise Nutrition (International Edition), 4th edition」（William, D., et al. eds）, Lippincott Williams and Wilkins, 2012

> スポーツ栄養学についてはこの1冊に尽きるといってもよいぐらいだ．全編フルカラーであり，何よりイラストが美しい．栄養学の教科書でこれほど美しいイラストが出てくること自体，驚嘆に値する．文句をつけようがない出来である．

❷「Exercise Physiology, 7th edition」（William, D., et al. eds）, Lippincott Williams & Wilkins, 2009

> スポーツ栄養学というより，スポーツ生理学．しかし，栄養についての記述も多い．栄養がヒトのカラダにどれほどの影響を与えているかがよくわかる．スポーツ生理学はいかにパフォーマンスを上げていくか，という視点で書かれているので，通常の生理学の本とは書き方が変わってくる．ヒトのカラダは本当に奥が深い．

❸「Biochemistry for Sport and Exercise Metabolism」（Donald, M. & James, M.）, Wiley, 2011

> こちらはスポーツ生化学．やはり通常の生化学の本とは書き方が異なっている．色々な側面から生化学を学ぶことによって，わかりにくかったことも突然，理解できるように感じられることがある．生化学の理解を深める意味でもオススメだ．

10）読み物

❶「食の歴史Ⅰ〜Ⅲ」（J-L・フランドン，M・モンタナーリ/編，宮原信 他/訳），藤原書店，2006

> 栄養の歴史ではなく，食の歴史である．つまり，ヒトはなぜ食べるのか，ではなく，人はなぜ食事をするのか．すなわち，文化としての食に重きが置かれ，描かれている．病院における栄養療法は，どうしても文化としての食という側面を蔑ろにしてしまう．それを忘れないためにもこういった歴史書を一度は通読しておきたい．

❷「静脈・経腸栄養の発展を思い出すままに 〜すべては外科から始まった〜」（小越章平/著），ジェフコーポレーション，2011

> こちらは病院における栄養療法の歴史である．日本における栄養療法のパイオニア，小越章平先生が自らのキャリアを栄養療法の発展ともに振り返っている．「万病に効く薬はないが，栄養は万病に効く」と栄養療法の重要性を多くの人に伝えてきた小越章平先生の歩みは，栄養療法の発展そのものであった．

❸「栄養学を拓いた巨人たち」（杉 晴夫/著），講談社，2013

> ・こちらは生理学や生化学といった学校の講義で学ぶ栄養学の歴史である．特徴的なのは，生理学や生化学上の偉大な発見をした人物たちにスポットライトが当てられていることだ．
> ・栄養療法に必要な生理学や生化学の勉強をするときには，まずこの本を読んでおくことを推奨する．現代の栄養学が先人たちの血みどろの努力によってその基礎がつくられ，その上に多くの天才たちによって生体の代謝反応が明らかにされて成立したものであることを痛感できる．何より勉強する意欲をどんどん湧き上がらせてくれる．

❹「ヒトはなぜ太るのか？ そして，どうすればいいか」（ゲーリー・トーベス/著，太田喜義/訳），メディカルトリビューン，2013
❺「糖尿病治療のための！糖質制限食パーフェクトガイド」（江部康二/著），東洋経済新報社，2013
❻「本当は怖い『糖質制限』」（岡本 卓/著），祥伝社，2013

> ・上記の3冊は並列して示す．
> ・本書を書くにあたってどうしてもわからなかったのは，ヒトのカラダにおいて栄養素として糖質は必要なのか，という疑問である．近年，特に糖尿病領域において糖質制限食の是非について盛んに議論がされている．賛否両論があり，何が正しいのかよくわからない状況になっている．
> ・江部康二先生とは本書を書く過程で何度もメールをやり取りし，私の疑問に丁寧に答えていただいた．そのおかげで，糖質の栄養素としての意義を深く考える時間をもつことができた．糖尿病についての糖質制限食の理解を深めるなら，❺は手元に置いておきたい貴重な資料である．

11）本書を書くきっかけになった本

❶「INTENSIVIST Vol.3 No.3, 特集：栄養療法」，メディカルサイエンスインターナショナル，2011

- 最後に紹介するが，本書をまとめようと思ったきっかけとなったこの本だ．
- 2011年10月，栄養療法の知識を蓄えようと手にしたのが本誌だった．「世界標準の集中治療を誰にでもわかりやすく」をコンセプトに，質の高い情報を発信し続けているINTENSIVIST．集中治療領域における栄養療法の最前線を身につけようと，期待に胸を膨らませながらページをめくっていった．
- ところが，読みはじめて愕然とした．その内容がよく理解できなかったのである．そのときから，どうしてこんなにも内容が理解できないのか，考えるようになった．
- 理解できない理由は明らかに知識不足だった．栄養療法について，深く学ぼうとすればするほど，生物学・生化学・生理学・免疫学などの基礎医学の情報が散りばめられている文章を目の当たりにすることになる．いくつかキーワードをあげれば，ATP，糖新生，β酸化，飢餓，代謝亢進状態，酸化ストレス，ミトコンドリア機能不全などがある．それぞれの用語が，栄養療法においてどのような意味をもち，実践する際にどのように役に立つのか，まったくつながらなかった．
- 本書は，INTENSIVIST Vol.3 No.3を読めるようにするためには，何を学ぶべきなのか，という視点で情報をまとめたものである．だから，本書を読み終えたら，ぜひこの雑誌に挑戦してほしい．少しでも理解する助けになっていることを願うばかりだ．

Column 5

改めて考えるべき問い

　21世紀の日本は，明らかに飽食の時代である．食べることに困ることがない．人によっては，食べ物に飢えるという感覚すら持ち合わせていないかもしれない．

　こういう時代では，「ヒトはなぜ食べるのか？」などという疑問を持つ時間がない．そもそもそんな疑問を持つ必要がない．いつでもどこでも，好きなものを食べられる社会なのだから．

　ところが，そんなことも言っていられないときがある．病気になったときだ．普段は食べたいと思っていたものでも，病気になった後に見ると，吐き気がする．胃が痛くなる．食欲が出ない．食べたくない．ただ寝ていたい．

　病気になった人が集まる病院は，毎日そういう人達であふれている．誰かが「今は食べたくない」と言っている．飽食の日本において，「食べない人」が集まってくるのは病院くらいではないか．医療従事者が毎日毎日「食べない人」を見ているので，いつしか感覚が麻痺して，「食べない人」が普通になってくる．

　この医療従事者の感覚麻痺が，医療における栄養療法の問題のすべてである．21世紀において，忘れさられてしまった最も価値の高いものの1つが「食べる」ことだろう．

　ヒトにとって「食べる」ことは「生きる」ことだ．「食べる」ことの価値を見出せなくなった人は，きっと「生きる」ことの価値も忘れつつあるのかもしれない．

　生と死が日常である病院では，生と死の価値がよくわからなくなっている医療従事者も増えているのだろう．だから，「食べることより治療を優先する」という言葉が出てくる．食べることは生きることなのだから，「生きることより治療を優先する」といっているのに等しい．そもそも医療従事者は「目の前の人が生きるために治療をしている」のだから，本末転倒にもほどがある．

　病気を患った人にとって，食べることと病気を治療することは，どちらも生きることに直結している．どちらかを捨てていいということはない．どちらも元気になるには大切なことだ．

　そこで，改めて考えなくてはいけない．
「ヒトはなぜ食べるのか？」
　そう思い立って調べ出したら，答えをつかむのにこんなに難しい疑問はなかった．調べる資料は多岐に渡った．説得力のある文章を書くには，どの資料もそれだけでは不十分だった．雑多な情報を有機的に統合する必要があった．本書がその試みに成功したかどうかはわからないが，少なくとも1つの形となって世に出せたのは喜ばしい限りだ．

索引 Index

欧文

A

- AC（arm circumference） ⋯⋯⋯⋯⋯ 30
- ACTH（adrenocorticotropic hormone） 92
- ADP（adenosine diphosphate） ⋯⋯ 226
- AMA（arm muscle area） ⋯⋯⋯⋯⋯ 30
- AMC（arm muscle circumference） ⋯ 30
- AMP（adenosine monophosphate） ⋯ 226
- APACHE Ⅱ ⋯⋯⋯⋯⋯⋯⋯⋯⋯⋯⋯ 37
- ARDS（acute respiratory distress syndrome） ⋯⋯⋯⋯⋯⋯⋯⋯⋯ 133
- ATP（adenosine triphosphate） ⋯ 90, 224
- autotroph ⋯⋯⋯⋯⋯⋯⋯⋯⋯⋯⋯⋯ 50

B

- BCAA（branched-chain amino acid）⋯ 133
- BEE（basal energy expenditure） ⋯⋯ 17
- BIA（bioelectrical impedance analysis） ⋯⋯⋯⋯⋯⋯⋯⋯⋯⋯⋯⋯⋯⋯⋯ 162
- BMI（body index） ⋯⋯⋯⋯⋯⋯ 15
- β酸化 ⋯⋯⋯⋯⋯⋯⋯⋯⋯⋯⋯⋯⋯ 233

C

- cachexia ⋯⋯⋯⋯⋯⋯⋯⋯⋯⋯⋯⋯ 29
- cardiac cachexia ⋯⋯⋯⋯⋯⋯⋯⋯ 131
- CGM（continuous glucose monitoring） 200
- CKD ⋯⋯⋯⋯⋯⋯⋯⋯⋯⋯⋯⋯⋯⋯ 128
- COPD（chronic obstructive pulmonary disease） ⋯⋯⋯⋯⋯⋯⋯⋯⋯⋯ 133
- Cori cycle ⋯⋯⋯⋯⋯⋯⋯⋯⋯⋯⋯ 68

D・E

- disease related malnutrition ⋯⋯⋯⋯ 20
- distress ⋯⋯⋯⋯⋯⋯⋯⋯⋯⋯⋯⋯ 88
- disuse syndrome ⋯⋯⋯⋯⋯⋯⋯⋯ 205
- dynamic equilibrium ⋯⋯⋯⋯⋯⋯ 116
- EPaNIC 試験 ⋯⋯⋯⋯⋯⋯⋯⋯⋯⋯ 167
- ERAS（enhanced recovery after surgery） ⋯⋯⋯⋯⋯⋯⋯⋯⋯⋯⋯⋯⋯⋯⋯ 35
- eustress ⋯⋯⋯⋯⋯⋯⋯⋯⋯⋯⋯⋯ 88
- exhaustion ⋯⋯⋯⋯⋯⋯⋯⋯⋯⋯⋯ 94
- extra cellular fluid ⋯⋯⋯⋯⋯⋯⋯ 159

G・H

- GI（glycemic index） ⋯⋯⋯⋯⋯⋯ 198
- GIP（glucose-dependent insulinotropic polypeptide） ⋯⋯⋯⋯⋯⋯⋯⋯ 199
- GLP-1（glucagon-like peptide-1） ⋯⋯ 199
- glucocorticoid ⋯⋯⋯⋯⋯⋯⋯⋯⋯ 92
- gluconeogenesis ⋯⋯⋯⋯⋯⋯⋯ 21, 59
- glucose toxicity ⋯⋯⋯⋯⋯⋯⋯⋯ 120
- glycogen ⋯⋯⋯⋯⋯⋯⋯⋯⋯⋯⋯⋯ 63
- GV（glycemic viability） ⋯⋯⋯⋯⋯ 193
- Harris-Benedict の式 ⋯⋯⋯⋯⋯⋯ 17
- heterotroph ⋯⋯⋯⋯⋯⋯⋯⋯⋯⋯⋯ 51
- hGH（human growth hormone） ⋯⋯ 93
- homeostasis ⋯⋯⋯⋯⋯⋯⋯⋯ 34, 116
- hospital malnutrition ⋯⋯⋯⋯⋯⋯ 17

I・K・L

- ICF（intra cellular fluid） ⋯⋯⋯⋯⋯ 159
- ICUAW（intensive care unit-acquired weakness） ⋯⋯⋯⋯⋯⋯⋯⋯⋯ 105
- ICU 衰弱 ⋯⋯⋯⋯⋯⋯⋯⋯⋯⋯⋯ 105
- IGFs（insulin-like growth factors） ⋯⋯ 99
- incretin ⋯⋯⋯⋯⋯⋯⋯⋯⋯⋯⋯⋯ 199
- ISF（interstitial fluid） ⋯⋯⋯⋯⋯⋯ 159
- kwashiorkor ⋯⋯⋯⋯⋯⋯⋯⋯⋯⋯ 20
- LES（late evening snack） ⋯⋯⋯⋯ 132
- locomotive syndrome ⋯⋯⋯⋯⋯⋯ 212

M・N

- marasmus ⋯⋯⋯⋯⋯⋯⋯⋯⋯⋯⋯ 20
- MCV ⋯⋯⋯⋯⋯⋯⋯⋯⋯⋯⋯⋯⋯ 145
- MNA®（mini nutritional assessment） ⋯ 15

nitrogen death	67, 158
NST（nutrition support team）	10
nutritional stress	115

O・P

obesity	15
overfeeding	120
overweight	15
palliative stage	32
PEM（protein energy malnutrition）	20
permissive underfeeding	122
PEW（protein-energy wasting）	129
plasma	159
PNI（prognostic nutritional index）	145

R・S・T

refeeding syndrome	75
rehabilitation	204
respiratory quotient	134
sarcopenia	30, 207
SIRS（systemic inflammatory response syndrome）	39, 88
terminal stage	32
the fight-or-flight response	90
the resistance reaction	91
TSF（triceps skinfold thickness）	30
TSH（thyroid stimulating hormone）	93

和文

あ行

悪液質	29
アセチル CoA	230
アデノシン一リン酸	226
アデノシン二リン酸	226
アデノシン三リン酸	90, 224
アドレナリン	90, 101
インクレチン	199
インスリン	77, 99
インスリン様成長因子	99
栄養サポートチーム	10
栄養従属生物	51
栄養ストレス	115
栄養不良	20
エネルギー	223
エピネフリン	90

か行

過体重	15
簡易栄養状態評価表	15
肝不全	131
緩和期	32
飢餓	57
基礎代謝量	17
急性呼吸窮迫症候群	133
空腹	57
経鼻胃管症候群	169
血漿	159
呼吸商	134
呼吸不全	133
恒常性	34
甲状腺刺激ホルモン	93
甲状腺ホルモン	99
合成	50
カヘキシー	29
カルニチン	233
グリコーゲン	63
グリセミック・バイアビリティ	193
グルカゴン	77, 101
グルコース依存性インスリン分泌刺激ポリペプチド	199
グルコース毒性	120
グルココルチコイド	92
クワシオルコル	20
ケトン体	59
コリ回路	68
コルチゾール	92, 101

さ行

細胞外液	159
細胞内液	159
サードスペース	161

サルコペニア	30, 207
持続血糖モニタリング	200
終末期	32
術後強化回復プログラム	35
小球性貧血	145
上腕筋囲	30
上腕筋面積	30
上腕三頭筋皮下脂肪厚	30
上腕周囲長	30
食欲不振	181
心臓悪液質	131
新陳代謝	48
腎不全	127
ストレス反応	88
ストレッサー	88
スライディングスケール	193
生体電気インピーダンス法	162
成長ホルモン	93
全身性炎症反応症候群	39, 88
組織間液	159
速効型インスリン	194

た行

体重減少	181
大球性貧血	146
戦うか・逃げるか反応	90
脱水	158
タンパク質・エネルギー消耗	129
ダンピング症候群	184
チアゾリジン薬	198
窒素バランス	153
窒素死	67, 107, 158
中性脂肪	65
超速効型インスリン	194
貯蔵栄養	66
低アルブミン血症	20
抵抗反応	91
ディストレス	88
低体重	15
電子伝達系	230
糖質コルチコイド	92
糖新生	21, 59

動的平衡	116
独立栄養生物	50
トリグリセリド	65

な行

ノルアドレナリン	90
ノルエピネフリン	90

は行

廃用症候群	205
ハリス・ベネディクトの式	17
ビグアナイド薬	198
必須脂肪酸	158
疲弊	94
ピルビン酸	229
肥満	15
標準体重	15
病院における低栄養	17
不可逆性悪液質	29
副腎皮質刺激ホルモン	92
分岐鎖アミノ酸	133
平均赤血球容積	145
ホメオスタシス	34, 116

ま行

前悪液質	29
マラスムス	20
慢性閉塞性肺疾患	133
メタボリック・ドミノ	211
3-メチルヒスチジン	153

や行

夜間就寝前補食	132
ユーストレス	88
予後栄養指数	145

ら行

リハビリテーション	204
リフィーディング・シンドローム	75
ロコモティブ・シンドローム（運動器症候群）	212

著者プロフィール

清水健一郎（Kenichiro Shimizu）
栃木県済生会宇都宮病院 糖尿病・内分泌内科/NST委員会委員長

略歴

1979年5月7日生まれ．栃木県小山市出身．千葉大学医学部医学科卒業．2004年より国立精神神経センター国府台病院（現・国立国際医療研究センター国府台病院）にて初期臨床研修，'06年より栃木県済生会宇都宮病院の総合内科にて後期研修を行う．
'09年より同院NST委員会委員長，'11年より同院糖尿病・内分泌内科に所属．

専門は糖尿病，栄養療法，アンチエイジング，リスクマネジメント．
日本内科学会認定内科医，日本糖尿病学会認定専門医，日本病態栄養学会認定専門医，日本静脈経腸栄養学会認定医，日本抗加齢医学会認定専門医．
'09年，国際資格であるリスクマネジメント協会認定GRMI Diplomaを取得．
'14年1月に下記ウェブサイトを開設．
好きな言葉は，臨機応変，試行錯誤．
●ランドマップ研究室 〜清水健一郎の研究ノート〜
http://www.randmap.org/

モヤモヤ解消！栄養療法にもっと強くなる
病状に合わせて効果的に続けるためのおいしい話

2014年3月15日 第1刷発行	著 者　清水健一郎
2021年4月10日 第3刷発行	発行人　一戸裕子
	発行所　株式会社 羊 土 社
	〒101-0052
	東京都千代田区神田小川町2-5-1
	TEL　03（5282）1211
	FAX　03（5282）1212
	E-mail　eigyo@yodosha.co.jp
ⓒ YODOSHA CO., LTD. 2014	URL　www.yodosha.co.jp/
Printed in Japan	装 幀　ペドロ山下
ISBN978-4-7581-0897-3	印刷所　日経印刷株式会社

本書に掲載する著作物の複製権，上映権，譲渡権，公衆送信権（送信可能化権を含む）は（株）羊土社が保有します．
本書を無断で複製する行為（コピー，スキャン，デジタルデータ化など）は，著作権法上での限られた例外（「私的使用のための複製」など）を除き禁じられています．研究活動，診療を含み業務上使用する目的で上記の行為を行うことは大学，病院，企業などにおける内部的な利用であっても，私的使用には該当せず，違法です．また私的使用のためであっても，代行業者等の第三者に依頼して上記の行為を行うことは違法となります．

JCOPY <（社）出版者著作権管理機構 委託出版物>
本書の無断複写は著作権法上での例外を除き禁じられています．複写される場合は，そのつど事前に，（社）出版者著作権管理機構（TEL 03-5244-5088, FAX 03-5244-5089, e-mail：info@jcopy.or.jp）の許諾を得てください．

乱丁，落丁，印刷の不具合はお取り替えいたします．小社までご連絡ください．

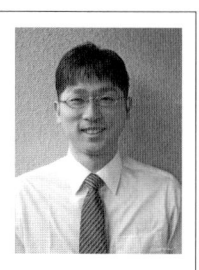

羊土社のおすすめ書籍

栄養療法ドリル
評価・指示の出し方から病態の考え方まで
まるっとわかる100問

泉野浩生／編

研修医が引っかかりがちな「栄養療法」のドリルが登場！生化学や栄養状態の評価などの基本編と、症例ベースで病態別の栄養療法を考える実践編の二部構成で、問題を解くほど治療戦略を考える力が身につく！

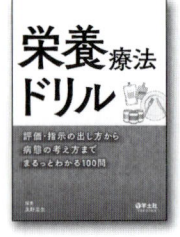

- 定価 4,400円（本体 4,000円＋税10%）
- 336頁
- ISBN 978-4-7581-0912-3
- B5判

すべての診療科で役立つ 栄養学と食事・栄養療法

曽根博仁／編

栄養素の基本から食品学、各疾患の食事・栄養療法まですべての医師が知っておくべき知識を網羅。各分野のエキスパートによる系統的な解説は現場の疑問に応え、食事・栄養オーダーの悩みを払拭します！

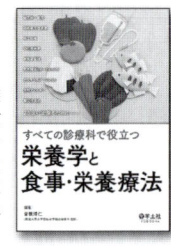

- 定価 4,180円（本体 3,800円＋税10%）
- 247頁
- ISBN 978-4-7581-0898-0
- B5判

エキスパートが教える 輸液・栄養剤選択の考え方
メディカルスタッフが知りたかった『なぜ？』

佐々木雅也／監

メディカルスタッフの現場の「なぜ」がわかる！持ち運びサイズで病態ごとの栄養・経路切り替えの基準を解説し、実際の処方例も交えて輸液・栄養剤選びの実際の考え方が身につく一冊！

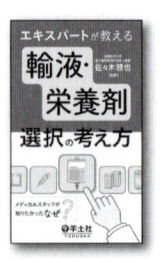

- 定価 3,080円（本体 2,800円＋税10%）
- 256頁
- ISBN 978-4-7581-0909-3
- B6変型判

キーワードでわかる 臨床栄養 令和版
栄養で治す！基礎から実践まで

岡田晋吾／編

栄養学の基礎知識から経腸・静脈栄養の実践、在宅栄養管理まで、臨床栄養に必須の知識を幅広く解説した好評書が改訂！リハビリテーション栄養など実践に即した内容を加えますます充実の1冊に。医療スタッフ必携！

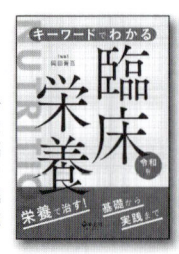

- 定価 4,180円（本体 3,800円＋税10%）
- 432頁
- ISBN 978-4-7581-0910-9
- B5判

発行 羊土社 YODOSHA
〒101-0052 東京都千代田区神田小川町2-5-1　TEL 03(5282)1211　FAX 03(5282)1212
E-mail：eigyo@yodosha.co.jp
URL：http://www.yodosha.co.jp/

ご注文は最寄りの書店、または小社営業部まで